処方せん・店頭会話からの

薬剤師の臨床判断

堀 美智子
医薬情報研究所／株式会社エス・アイ・シー

じほう

はじめに

　一枚の処方せん。それを見たときに薬剤師として頭に浮かばなければならないこととはいったい何か。患者からは何を聞き取るべきなのか。処方せんに記載された薬に関しての情報，薬歴の中にある過去の患者情報。それらをいかに評価すべきか。しかも，これら一連の作業に与えられる時間は，わずか数分。調剤中の薬剤師の頭の中はフル回転している。そして，経験を積んでくると，一枚の処方せんの中にある問題点が瞬時に見えてくるような勘が働く，そんな薬剤師も多い。

　2009年，「薬剤師の疑義照会，なんとかならない？　なぜPL顆粒を処方すると，"この患者さん緑内障ですが，調剤していいですか？"なんて，内科の僕に電話をかけてくるの？僕は眼科のことなんてわからないよ。忙しいのに勘弁してくれよ」という医師の発言から，薬剤師の疑義照会とはいったいどのような視点で行うべきか。それを考えてみたい。そんな思いで書籍『患者のための疑義照会Q&A』をまとめました。

　それから6年経ちました。本書は，その書籍の事例の一部とその事例に関して解説資料などを追記するとともに，今回新たな事例を追加して，処方せんを見たときの薬剤師の視点や考え方を紹介したものです。

　一枚の処方せんを見たときに，薬剤師の勘が働くように，研修のための書籍として活用していただければ幸いです。そして，本書の内容が一枚の処方せんの向こうにいる患者一人ひとりに役立つことを願っております。

　最後に，本書の基礎となる『患者のための疑義照会Q&A』に長年の薬剤師としての経験をあますことなく執筆いただいた国重敦子氏に心から感謝とお礼を申し上げます。

医薬分業の公聴会が話題となった日に

2015年3月
堀　美智子

contents

処方意図を確認！

- 事例 01　特定の咳止めでめまい・動悸が発現 …………… 3
- 事例 02　咳が続くのに咳止めが処方されない女児 ………… 13
- 事例 03　知らぬ間に消化管出血で入院していた男性 ……… 17
- 事例 04　痒みに外用剤重ね塗りの処方 …………………… 21
- 事例 05　胃の不調を訴える関節リウマチ患者 …………… 27
- 事例 06　風邪の症状を訴える緑内障患者 ………………… 33
- 事例 07　配合剤の成分が重複している患者 ……………… 37
- 事例 08　高血圧患者での処方変更 ………………………… 41
- 事例 09　抗精神病薬の併用 ………………………………… 47
- 事例 10　抗菌薬とビオフェルミンRの併用 ……………… 55
- 事例 11　胃痛・胸やけにアルサルミンの処方 …………… 63
- 事例 12　中途覚醒に対し睡眠薬の追加処方 ……………… 71
- 事例 13　便秘と下痢を繰り返す女性に，ポリカルボフィルカルシウムが追加処方 ……… 79
- 事例 14　腰痛を訴える高血圧患者にNSAIDs処方 ……… 83

長期処方に注意！

- 事例 15　関節リウマチにステロイドの継続処方 ………… 89
- 事例 16　抗生物質が長期処方されている小児 …………… 97

事例 17	痒みに対しステロイドが長期処方	101
事例 18	コデインが長期処方されている喘息患者	107
事例 19	芍薬甘草湯の長期処方	111

相互作用を確認！

事例 20	肩こりに悩む喘息患者	115
事例 21	テオドールとエリスロマイシンの併用	121

服薬コンプライアンスに注意！

事例 22	頻繁に薬を飲み忘れる女性	131
事例 23	顎へのステロイド外用剤の使用	139
事例 24	睡眠薬を規則正しく飲みたがらない患者	145
事例 25	文旦が好物の高血圧患者	151
事例 26	太ったことを気にする抗精神病薬服用患者	157
事例 27	筋肉痛を訴える脂質異常症患者	171
事例 28	片方が先になくなると思われる点眼剤併用の処方	181

臨機応変の対応を！

事例 29	十分な知識のない新薬の処方	189
事例 30	子どもにインフルエンザ脳症と思われる症状	195

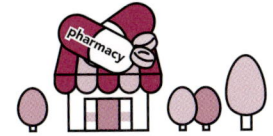

事例 01〜14
処方意図を確認！

事例 15〜19
長期処方に注意！

事例 20〜21
相互作用を確認！

事例 22〜28
服薬コンプライアンスに注意！

事例 29〜30
臨機応変の対応を！

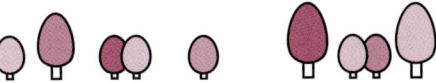

事例 01 特定の咳止めでめまい・動悸が発現

処方内容

＜今回の処方＞

```
アスベリン錠20        3錠
   1日3回  毎食後  5日分
```

＜前日の処方＞

```
ホモクロミン錠10mg      3錠
メジコン錠15mg          6錠
ムコダイン錠500mg       3錠
   1日3回  6時間毎服用  5日分
クラリス錠200
   1日2回  朝夕  5日分
```

患者情報
- 20歳，女性
- 咳と鼻水がひどい。咳き込んで夜もよく眠れないので困っている。熱は微熱程度。
- 今回は咳止めのみの処方であるが，前日には他の薬を調剤して渡している。

ある日，薬局店頭で…

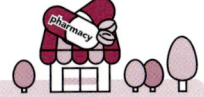

 あら，今日は咳止めだけが処方されていますが，昨日も咳止めをお渡ししていますよね？

 そうなの。昨日の咳止め，合わないのよ。今回もらった時も，「あれ？ この薬，大丈夫かな」と思ったんだけど，前回は体調が悪かったし，気にしないほうがいいかなと思って受け取ったんだけど…。飲んだら，めまいがして動悸もするので，この薬は合わないと思って飲むのをやめて，別の咳止めだけ処方してもらったの…。

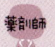 そうでしたか。それでは，今伺ったことを薬歴に記載して，今度からメジコンが処方された場合は，医師にお伝えして他の薬に変更するようにします。

さあ，このケースで，あなたならどうする？

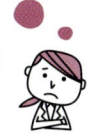

現場の Question

∷ 薬の作用が強く出ている可能性がある場合の対応は？

○ 考え方のPoint

　デキストロメトルファン（メジコン）の作用が強く出すぎている可能性がある。本例のように，他の薬に変更して今後この薬の使用を控えればよいという問題だけではない。

　本剤はその代謝にCYP2D6が関与し，2014年7月に公表された「医薬品開発と適正な情報提供のための薬物相互作用ガイドライン（最終案）」（以下，GL）にも「CYP2D6の基質として阻害あるいは誘導による薬物動態的相互作用を受けやすい基質薬で，強い阻害薬との併用によりAUCが5倍以上に上昇（CL/Fが1/5未満に減少）強い誘導薬との併用によりAUCが1/5以下に減少（CL/Fが5倍より大きく上昇）」する薬剤としてリストアップされている。CYP2D6はCYPのサブタイプのなかでも特に遺伝子多型が問題とされる酵素のひとつである。

　本剤の作用が強く出すぎている場合，CYP2D6のPM*またはIM*の可能性があり，CYP2D6の基質になる薬剤を使用した場合，作用が強く出る可能性があり，注意が必要となる。そこで，CYP2D6の阻害や誘導を受けやすい薬剤の使用に関しては，その作用の増強に対して特に注意が必要となる。また，それだけでなくCYP2D6により不活化される薬剤とCYP2D6を阻害する薬剤を併用する場合，IMではその影響が臨床に現れやすいといえる。

　薬物代謝酵素の個人差が考えられる場合，その情報は患者・医師・薬剤師で共有すべきであり，臨床上どのような注意が必要となるか，具体的な情報として薬歴やお薬手帳に記載して，いつでも見られるようにしておくべきである。

＊：解説参照

こんなときは──

提案 要注意薬剤リストを作成

　CYP2D6の働きが弱いのではと思われる患者に対しては，CYP2D6の基質になる薬剤のリストを作成しておいて，それらの使用に際しては慎重に対応すべきことを伝える。

　また，臨床上，作用が強く出ていることを確認しやすい薬とそうでない薬が存在し，デキストロメトルファンは確認しやすい薬といえる。これ以外にも，CYP2D6で代謝されるプロメタジンはPL顆粒などに配合されており，これによって強い眠気やだるさが起こる人もCYP2D6のPMやIMの可能性がある。そこで，デキストロメトルファンやプロメタジンをキードラッグとして，その薬が処方された患者に対しては，その作用の出方を慎重に観察するよう伝えることも大切である。

　代謝酵素の遺伝子多型が問題となるのはCYP2D6だけではない。特にCYP2C19は，日本人ではPMの存在が約20％とされているので，同様の注意が必要となる。ジアゼパムはGLで，阻害あるいは誘導による薬物動態学的相互作用の受けやすさが中程度の基質として紹介されている。ジアゼパムをCYP2C19のキードラッグとして対応するとよい。

押さえておこう

薬物代謝酵素の遺伝子多型と薬の作用への影響を確認

たとえば，こんな 服薬指導

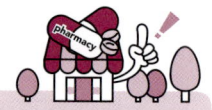

 この咳止めを飲んで，2回ともこの薬の作用が強く出たのですよね。断定はできませんが，この咳止めを代謝する酵素の働きが弱い体質かもしれません。今後は，この咳止めを調剤してお渡しすることがないように，こちらも気をつけます。
メジコンという薬だけでなく，ジェネリック医薬品のデキストロメトルファンという薬も避けてください。それから，市販薬の風邪薬などにも成分が配合されていますので，市販薬の成分名も確認するようにしてください。

 覚えられないわね…。

 お薬手帳に「作用が強く出る体質」と書いておきますので，市販薬の購入時も，お薬手帳を見せてください。また，この薬と同じ酵素で代謝される薬は全て作用が強く出る可能性があります。他に注意が必要な薬のリストを手帳に挟んでおきますので，注意してください。

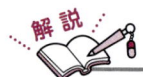 ## CYP2D6 の遺伝子多型

1988年，CYP2D6を主代謝酵素とするデブリソキン（抗うつ薬，国内未発売）・スパルテイン（子宮収縮薬，国内未発売）のPMの遺伝子構造が明らかにされ，これがCYPの遺伝子解析，遺伝子多型研究の先駆けとなった。以来，CYP2D6は遺伝子レベルの解析が最も進んだ分子種のひとつとして，多くの変異に関するアレル（対立遺伝子）が報告されている。

遺伝子多型とは，遺伝子変異により通常とは異なった表現型（見てわかる現象のタイプ；phenotype）が1％以上みられる場合で，CYPについては，生まれつき酵素活性が高かったり低かったりするという個体差や人種差として認められている。

CYPの遺伝子多型は，遺伝子の一塩基置換（single nucleotide polymorphism；SNP，スニップ），欠損，重複などの変異によるもので，なかでも一塩基置換は頻度が高いといわれている。一塩基置換が遺伝子のエクソン（遺伝情報としての意味をもちアミノ酸翻訳される領域）で起こった場合は，遺伝情報の誤りからCYPの産生停止などによる活性の低下，欠損が起こり，先天的に代謝能の低い例（poor metabolizer；PM）が出現することになる。

　また遺伝子には，遺伝情報としての意味をもたず，アミノ酸に翻訳されないイントロンという領域がエクソン部分に隣接しており，この部分はm-RNAに転写された後で取り除かれ，エクソンの転写部分のみがつなぎ合わされる（この過程をスプライシングという）。イントロン部分の塩基配列は必ずグアニン（G），シトシン（C）で始まり，アデニン（A），グアニン（G）で終わるというルールがあるので，遺伝子の一塩基置換がエクソンとイントロンとの接合部で起こった場合には，スプライシングの異常が起こり，遺伝情報の誤りが引き起こされてPMとなる。そして，このようにして発現したPMでは薬物の排泄が遅延し，高い血中濃度が持続して効果・副作用が強く発現し，薬物に対する反応の個体差が認められることになる。

　CYP2D6の遺伝子変異は，ゲノム全体の欠損，一塩基置換によるスプライシングや蛋白合成の異常による酵素活性の欠損から，酵素蛋白の部分的な変化による活性の減少まで，さまざまなタイプが知られている。さらに最近では，CYP2D6遺伝子を2〜13個と複数もつ変異も見出され，これらは逆に酵素活性が異常に亢進したultrarapid metabolizer（UM）となることも報告されている。

　CYP2D6の遺伝子変異には人種差があり，PMの割合は欧米人では7〜10％程度であるが，東洋人では1％未満と少ないとされている。しかし，日本人では，PMほどではないがEMよりは代謝能の低いintermediate metabolizer（IM）が認められることが報告され，注意が喚起されている。IMの変異アレルはCYP2D6*10といわれ，一塩基置換により酵素蛋白に3〜4個のアミノ酸置換が起こるもので，酵素活性は完全に消失することはないが，通常の代謝能をもつextensive metabolizer（EM）の50％程度に減少するといわれている。東洋人では，PMは白人に比べて少ないものの，IMの占める割合が圧倒的に多く注意が必要である。

　上記のような内容は，現在の薬科大学の講義で教えられていることである。大学で習ったことが薬局で，どのように生きてくるかを実習に来た学生にも伝える良い教材となるといえる。

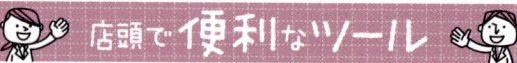

患者用リーフレット

咳止め薬「デキストロメトルファン」を飲むと ふらつき，吐き気，頭痛，口の渇き，息苦しさなど 体調の変化や症状の悪化を感じる方へ

「デキストロメトルファン（商品名：メジコン）」という咳止め薬があります。

これを口から飲むと，小腸で吸収された後，肝臓に運ばれ，「CYP2D6」という薬物代謝酵素で代謝されます。

そして，薬としての役目を果たした後，からだの外へ排泄されます。

しかし，もともとCYP2D6が働かない方やその働きが弱い方もいらっしゃいます。

このような方では，この薬の代謝がスムーズに行われないため，この薬を大量に飲んだのと同じ状態になり，不快な症状が現れるおそれがあります。

デキストロメトルファンは，市販のかぜ薬や咳止め，トローチなどにも配合されていることがあります。

また，CYP2D6が代謝に強く関係する薬として，次のようなものも知られています。

成分名	商品例（医療用医薬品）	薬効群
アトモキセチン	ストラテラカプセル／内用液	注意欠陥・多動性障害治療薬
マプロチリン	ルジオミール錠	四環系抗うつ薬
メトプロロール	セロケン錠／L錠	高血圧・狭心症・不整脈治療薬
ノルトリプチリン	ノリトレン錠	情動調整薬・抗うつ薬
ペルフェナジン	ピーゼットシー糖衣錠／散	抗精神病薬・メニエル症候群治療薬
プロパフェノン	プロノン錠	不整脈治療薬
タモキシフェン	ノルバデックス錠	乳がん治療薬
トルテロジン	デトルシトールカプセル	過活動膀胱治療薬
トラマドール	トラマールカプセル	がん疼痛・慢性疼痛治療薬
	トラムセット配合錠	慢性疼痛・抜歯後疼痛治療薬
トリミプラミン	スルモンチール錠／散	抗うつ薬
トロピセトロン	ナボバンカプセル	5-HT$_3$受容体拮抗型制吐薬

デキストロメトルファン配合の薬で具合が悪くなったことがある方は，薬局で市販薬を購入する時，薬を処方してもらう時，薬を受け取る時などは，そのことを医師・薬剤師に伝え（お薬手帳の該当ページを見せ），より安全で，よりあなたに合った薬を選んでもらうようにしましょう。

お薬手帳シール用

私は，CYP2D6が代謝に関係する薬を飲むと，作用が強く出る可能性があります。処方にあたってはCYP2D6の基質になる薬の投与に関しては慎重な対応を，お願いします。

CYP2D6が代謝に関与する薬の例

成分名	商品例	薬効群
デキストロメトルファン	メジコン	鎮咳薬
アトモキセチン	ストラテラ	注意欠陥／多動性障害治療薬
マプロチリン	ルジオミール	四環系抗うつ薬
メトプロロール	セロケン	高血圧・狭心症・不整脈治療薬
ノルトリプチリン	ノリトレン	情動調整薬・抗うつ薬
ペルフェナジン	ピーゼットシー	抗精神病薬・メニエル症候群治療薬
プロパフェノン	プロノン	不整脈治療薬
タモキシフェン	ノルバデックス	乳がん治療薬
トルテロジン	デトルシトール	過活動膀胱治療薬
トラマドール	トラマール	がん疼痛・慢性疼痛治療薬
	トラムセット	慢性疼痛・抜歯後疼痛治療薬
トリミプラミン	スルモンチール	抗うつ薬
トロピセトロン	ナボバン	5-HT_3受容体拮抗型制吐薬

デキストロメトルファンを配合した一般用医薬品

分類	商品名	メーカー
総合感冒薬	宇津こどもかぜ薬A／こどもかぜ薬C／こどもかぜシロップA／ジュニアかぜ薬A	宇津救命丸
	エスタック総合感冒	エスエス製薬
	学童ストナ／ストナ三層	佐藤製薬
	カコナールこどもかぜシロップ〈いちご味〉	第一三共HC
	キッズバファリンかぜシロップ(O・P・S)	ライオン
	コルゲンコーワIB2／IB「1日2回」Tカプセル	興和
	コンタック総合かぜ薬 昼・夜タイプ／新コンタックかぜ総合／新コンタック かぜEX	グラクソ・スミスクライン
	新ルル-K錠／K細粒	第一三共HC
	パイロンα／パイロンS錠／パイロンハイ	塩野義製薬
	パブロン50／パブロン〈学童用〉	大正製薬
	ベンザエースA（カプレット）／ベンザエースA錠	武田薬品工業
	ルルアタックFX	第一三共HC
鎮咳去痰薬	宇津こどもせきどめ（顆粒）／こどもせきどめシロップA	宇津救命丸
	エスエスブロン液L	エスエス製薬
	キッズバファリンせきどめシロップS	ライオン
	コンタックせき止めST	グラクソ・スミスクライン
	プレコール持続性せき止めカプセル	第一三共HC
	ルルせき止めミニカプセル	第一三共HC
鎮咳去痰薬（トローチ）	セキトローチサンポー	三宝製薬
	ベンザブロックトローチ	武田薬品工業

相互作用ガイドラインに出てくるサプリメントの概要

「医薬品開発と適正な情報提供のための薬物相互作用ガイドライン（最終案）」のなかには，代謝酵素やトランスポーターの基質になる薬剤だけでなく，食品やサプリメントも紹介されている。ガイドライン中の食品成分についてその特徴をまとめた。

サプリメント名	概　要
イチョウ	・中国原産の落葉高木で，日本では街路樹などで目にすることも多い。 ・中国では古くから，その種子が咳や喘息などに用いられてきたが，近年，サプリメントとして注目されているのは，イチョウ葉である。「脳内の血液循環を良くする」，「記憶力を向上させる」，「認知症を予防する」，「耳鳴り，めまいを改善する」などとして人気のサプリメントのひとつとなっている。 ・血液の凝固を抑制する作用を有し，血小板凝集抑制薬や抗凝固薬と併用すると，出血傾向が高まるおそれがある。手術の2週間前から摂取を中止することが望ましいとされる。 ・痙攣やてんかん発作を引き起こすことも知られており，抗てんかん薬の作用を減弱させる可能性もある。 ・イチョウ葉に含まれるギンコール酸はアレルギー症状を引き起こすことから，規格品ではその含量が5ppm以下に規制されている。 ・CYP3Aの弱い阻害薬とされているほか，CYP1A2，2C9，2D6などとの関連も示唆されている。
エキナセア	・北米を中心に分布するキク科の多年草。 ・「免疫力を高める」，「かぜやインフルエンザによい」とされ，かぜのひき始めに摂取すると，症状の緩和や罹患期間の短縮に役立つとの報告もあるが，予防には効果がないとされる。 ・ドイツの薬用植物の評価委員会（コミッションE）は，内用・外用とも8週間を超えて使用しないこと，自己免疫疾患には用いないこととしている（エキナセアが免疫賦活作用を有するため，症状を悪化させるおそれがある）。 ・CYP2D6の弱い阻害薬とされているほか，CYP1A2，3A4との関連も示唆されている。
カフェイン	・コーヒーやお茶などの苦味の成分。ガラナやマテなどにも含まれる。 ・中枢神経興奮作用をもち，眠気を防止する，頭をすっきりさせるなどとして医薬品（眠気防止薬，かぜ薬など）に配合されるほか，ドリンク剤，コーヒー飲料，エナジードリンクなどにも含まれる。海外では，ダイエットを目的としたサプリメントに用いられることもある。 ・過剰摂取では，不眠，不安感の増大，イライラ，吐き気，動悸，胃痛などの症状がみられる。胎盤関門を容易に通過し，母乳中にも移行することから，妊婦，授乳婦は特に過剰摂取にならないように気をつける必要がある。 ・代謝にはCYP1A2が関与しており，この酵素を強く阻害するフルボキサミンと併用すると，代謝が阻害され，5倍量のカフェインを摂取したときと同様の結果を引き起こすことが報告されている。

次頁へ続く

サプリメント名	概要
クランベリージュース	・つる性で常緑の細長い茎の潅木。赤色と酸味の強い果実をつける。 ・「膀胱炎によい」，「尿路感染症によい」といわれ，予防には効果があるとされるが，治療薬としての効果は確認されていない。 ・CYP3Aの弱い阻害薬として知られるが，CYP2C9を阻害するとの指摘もあり，ワルファリンとの併用でワルファリンの作用が増強する可能性もある。
クルクミン（ウコン）	・カレー粉などに含まれるターメリック（ウコン）の黄色色素。 ・クルクミン含有サプリメント（ウコン）は「肝機能を高める」，「二日酔いの予防によい」などとして人気となっているが，ウコンによる肝障害の報告もある。また，商品によっては鉄を多く含むものもあり，鉄が肝臓に蓄積しやすくなるC型肝炎やNASH（非アルコール性脂肪性肝障害）の人は摂取を避ける。 ・クルクミンはBCRP（Breast Cancer Resistance Protein）の阻害薬として知られるほか，動物実験において，ウコンはCYP 1A1，1A2を強力に阻害し，CYP2B1，2B2をやや弱く阻害するとの報告もある。
ゲニステイン	・マメ科植物に含まれるフラボノイド・イソフラボンの一種で，ゲニスチンのアグリコン。 ・ゲニステインを含むイソフラボンはエストロゲン様作用をもつとされ，「更年期障害を軽くする」，「骨粗鬆症を予防する」などといわれる。 ・BCRPの典型基質として知られるほか，タモキシフェンの抗腫瘍作用に拮抗するとの報告もある。
ケルセチン	・ビタミン様物質・ビタミンPの一種で，タマネギ（特に外皮）やソバなどの植物に含まれる黄色色素。ポリフェノールの一種でもあり，抗酸化作用をもつとされる。 ・「血流を改善する」，「血管を丈夫にする」，「関節痛を緩和する」，「前立腺炎の痛みを緩和する」などといわれる。 ・CYP2C8およびP-糖蛋白の阻害薬として知られるほか，CYP2C9，2D6，3A4に関与するとの指摘もある。
ゴールデンシール	・北米やカナダが原産の小型多年生草本で，日本においてその根茎は「専ら医薬品として使用される成分本質（原材料）」に分類される。 ・「かぜによい」，「消化不良によい」，「便秘によい」，「免疫力を高める」などといわれる。 ・CYP3Aの弱い阻害薬として知られるほか，CYP2E1，2C8，2D6，P-糖蛋白に関与するとの指摘もある。
セント・ジョーンズ・ワート	・ヨーロッパ原産で，アジアや北アフリカに分布する多年草。 ・「気分を明るくする」，「うつ状態を改善する」といわれ，単独でサプリメントやハーブティーとして用いられるほか，ダイエットや不眠改善などを目的としたサプリメントの一成分として配合されていることもある。 ・CYP3Aの中程度の誘導薬およびP-糖蛋白の誘導薬であり，経口避妊薬，免疫抑制薬，抗てんかん薬，強心薬，抗不整脈薬など，多くの薬剤との相互作用が知られている。
ダイゼイン	・マメ科植物に多く含まれるフラボノイド・イソフラボンの一種で，ダイジンのアグリコン。 ・ダイゼインを含むイソフラボンはエストロゲン様作用をもつとされ，「更年期障害を軽くする」，「骨粗鬆症を予防する」などといわれる。 ・BCRPの典型基質，CYP1A2の弱い阻害薬としても知られる。

事例 02 咳が続くのに咳止めが処方されない女児

処方内容

> アレグラドライシロップ5%　　　　　　1.2g
> 　　1日2回　朝・夕　7日分
> ムコダインDS50%　　　　　　　　　510mg
> 　　1日3回　6時間ごと　7日分

患者情報

- 6歳，女児，体重25kg
- 咳が続いている。

ある日，**薬局店頭**で…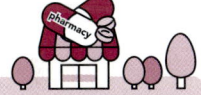

 こんにちは。今日はアレルギーの症状を抑えるお薬が出ていますが，鼻炎ですか？

 いえ，鼻水も少し出ますが，今日は咳で診てもらったんですが…。

 そうですか。咳止めは出ていないですね。

 ？？

さあ，このケースで，あなたなら **どうする？？**

現場の Question

:: 咳の症状を訴える患者から「咳止めが出ていないの？」と言われたら？

○ 考え方のPoint

　咳は，鼻や口，気管支などの気道に入ってきた異物を外に出すための生体の防御反応である。咳を引き起こす原因は実に多い。咳嗽を来す主な原因を表に示す。本例のように，咳が主な症状であっても咳止めが処方されないこともある。

　痰がからんだ湿性の咳の場合，気管支炎や気管支拡張症などもあるが，副鼻腔炎など鼻が原因のことも多い。痰がからんだ咳は，一般的には異物を咳で出そうとする反応であることから，咳を止めないほうが望ましいとされている。

　小さい子どもは鼻がうまくかめないため，鼻水を飲み込んだり，後鼻漏（鼻水がのどに流れ込む）で咳が出ることも多い。咳の原因をできるだけ探り，その咳を止めたほうがよいのか，止めないほうがよいのかを検討する必要がある。

　咳の原因に対する介入も必要で，例えば，胃食道逆流症による咳に対しては，咳止めではなくプロトンポンプインヒビターなど胃酸分泌抑制剤が選択される。このように鎮咳剤ではなく，咳を引き起こしている原因に対する介入が必要となる。

　特に，胃食道逆流症で咳を訴える患者に対してジヒドロコデインリン酸塩などが処方されると，胃食道下部括約部の圧が低下し，かえって咳がひどくなる可能性もある。"咳があるから咳止めが処方されるはず"といった安易な考えは慎むべきである。

表　咳嗽を来す主な原因

1.	呼吸器の感染，炎症	鼻咽頭炎，喉頭炎，気管・気管支炎，肺炎，胸膜炎，縦隔炎
2.	気道の物理的刺激	唾液・鼻汁の流入，圧迫，異物，乾燥，冷気など
3.	胸膜，横隔膜の物理的刺激	胸膜腔貯留液，横隔膜疾患，腹部膨満，胸壁腫瘍など
4.	化学的刺激	喫煙，刺激性ガス，塵埃など
5.	アレルギー性	気管支喘息，喉頭浮腫など
6.	心血管系	肺浮腫，塞栓，肺高血圧
7.	神経性	反回神経圧迫，外耳道を介する迷走神経刺激
8.	心因・精神性	チック，習慣性，vocal cord dysfunction など

（ニューロペプタイド研究会 編：こどもの咳嗽診療ガイドブック，診断と治療社，2011）

事例 02

○ こんなときは──

提案 咳の原因に関する医師の説明を確認

薬剤師としては，咳の原因について，医師から患者に対してどのような説明があったか確認することが大切である。医師が咳の原因についてどのように判断したのかを推測する。

薬剤師は患者の訴えや医師からの説明などの情報を参考に，処方された内容が適正かどうか評価することとなる。

押さえておこう

咳の原因によっては鎮咳剤が処方されないことも

たとえば，こんな 服薬指導

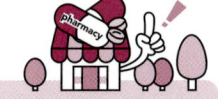

 今回，咳のことで先生は何とおしゃっていましたか？

 コウビロウだそうで，「お薬を出しておきます」と言われただけです。

 そうですか。お子さんは鼻をかむことができますか。

 まだ鼻はうまくかめませんね。

 医師から説明があった後鼻漏とは，鼻水がのどに流れている状態です。それを出そうとして，咳が出ていると考えられます。今回はアレルギー症状を抑える薬が出ていますが，鼻水が出なくなれば咳が止まりますから，咳止めは必要ないと考えられます。もしも薬を服用しても咳が止まらないときは，早めに医師に相談してください。

 薬は食後に飲めばいいですか？

 食前でも食後でも構わないのですが，こちらのアレルギーを抑える薬は，どちらかといえば，お腹に食べ物がないときのほうがよく吸収されますから，食前にお飲みになったほうがよいかもしれません。それに，お子さんの場合は食後だとお腹がいっぱいになって，薬を飲むのがつらくなるかも知れませんね。
それから正しい鼻のかみ方ですが，口から息を吸って，その息を鼻から出す。その時，片方の鼻を押さえるようにします。息を吸わないで鼻を強くかむと，耳を悪くしてしまう場合があるので，そろそろ鼻のかみ方なども教えてあげてください。

店頭で便利なツール

咳の原因についてまとめておくと，患者に咳の対応を説明しやすい。

咳の原因

後鼻漏	鼻汁がのどのほうに流れ落ち，それが刺激になって誘発される咳。OTC薬で対応する場合は，鎮咳去痰薬ではなく鼻炎用内服薬を用いる。慢性副鼻腔炎や慢性鼻炎などの場合，鼻の治療や抗生物質の服用などが必要となる。
胃食道逆流症	胃液や胃内容物が食道へ逆流し，それが刺激となって誘発される咳。食道下部括約部の弛緩や圧の低下が関与しており，肥満，円背，腹部の締め付け，ボディビルなどによる腹圧の上昇，胃酸分泌の亢進，食道蠕動運動の低下などによって悪化する。 食道下部括約部を弛緩させる作用をもつ薬剤（カルシウム拮抗薬，テオフィリン，ニトロ化合物，β_2刺激薬，抗コリン薬，ドパミン製剤，ジアゼパムなど）によって症状が引き起こされることもある。 症状としては，胸焼けや呑酸，胸痛，のどのイガイガ感，声のかすれ，耳痛など。咳が出ることもあるが，鎮咳去痰薬では効果がなく，制酸薬やH_2ブロッカー，プロトンポンプ阻害薬などが用いられる。
ACE阻害薬	ACE阻害薬では，咳の副作用がよく知られている。アンジオテンシン変換酵素を阻害することによって，気道局所にブラジキニンやサブスタンスPが増え，その刺激によって咳が誘発されると考えられている。咳を誘発して誤嚥や嚥下障害を予防・解消する目的で，ACE阻害薬が使われることもある。
薬剤性間質性肺炎	間質性肺炎は，肺の間質（肺胞と肺胞の間を埋めている組織）に炎症を生じるもので，痰の出ない空咳，発熱，息切れ，息苦しさなどの症状がみられる。薬剤によって生じることも多く，原因薬剤としてはインターフェロン製剤，漢方薬（小柴胡湯など），抗がん薬，抗生物質，ニューキノロン系抗菌薬，抗てんかん薬，抗結核薬，抗リウマチ薬などのほか，OTC薬のかぜ薬や鎮咳去痰薬などでの報告もある。
誤嚥	食道に入るべき飲食物が，誤って気道に入ってしまうこと。物を飲み込む機能が低下している高齢者で起こることが多く，食事中や食後などに咳込むようなときは，誤嚥の可能性が高い。この場合，鎮咳去痰薬を服用しても効果はなく，誤嚥を防ぐための工夫や配慮が必要となる。口腔内の細菌が唾液や飲食物とともに肺に流れ込み，誤嚥性肺炎を起こすこともあるので，口腔内を清潔に保つことも重要となる。

事例 03　知らぬ間に消化管出血で入院していた男性

処方内容

```
レニベース錠5                                      1錠
    1日1回　朝食後　28日
タケプロンOD錠15                                   1錠
    1日1回　就寝前　28日
セルベックスカプセル50mg                          3カプセル
    1日3回　毎食後　28日
アモバン錠7.5                                      1錠
    1日1回　就寝前　28日
```

患者情報
- 75歳，男性
- 6カ月前に大動脈弁置換術を受けた。現在，心不全症状は改善している。

ある日，薬局店頭で…

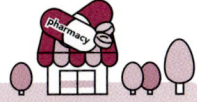

 薬剤師：こんにちは。お変わりはありませんか。

 患者：実はこの前，1週間くらい入院していて…，ちょうど1週間前に退院したばかりなんだよ。

 薬剤師：えっ，そうだったんですか？

 患者：2週間くらい前にトイレに行ったら黒い便が出て，それであわてて病院に行ったら，消化管出血と言われてね。そのまま入院することになったんだよ。

さあ，このケースで，あなたならどうする？？

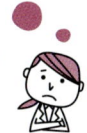

現場の Question

大動脈弁置換術後の患者に抗凝固薬の併用が必要では？

考え方のPoint

　以前はワルファリンが処方されていた大動脈弁置換術後の抗凝固療法は必須であり、厚生労働省の研究班による「循環器疾患における抗凝固・抗血小板療法に関するガイドライン」でも、術後3カ月以内および3カ月以降の患者に対するワルファリン療法はクラスⅠ（有益/有効であるという根拠があり、適応であることが一般に同意されている）に位置づけられている。処方せんの記載漏れはあってはならないが、この場合は消化管出血という重大な副作用のためにワルファリンの投与が中止されたことは容易に推測できる。

　問題となるのは、投与中止後の対応だろう。消化管出血があったとはいえ、患者は外来通院中であり、軽症にとどまっているか回復過程にあると考えられる。重大な出血の急性期には当然、ワルファリンは中止・減量されるが、弁置換術後の患者の場合、抗凝固療法は生涯にわたって続けられるものであり、回復が確認された段階で、再び血栓形成を抑制するための治療が開始されなければならない。

　疑義照会で医師に確認しなければならないのは、治療再開に向けての具体的な方針や、患者への指導内容である。しかし、「ワルファリンが処方されていませんが、よろしいですか？」と問い合わせても、再開の時期でなければ「いいです」と返答されるだけだろう。また、もしかしたら検査結果が確認でき次第、服用中止で患者の手元に残っているワルファリンを使い、服用を再開するように指示する予定があるのかもしれないが、患者にその旨を通知しても、十分理解されていなかったり、副作用への恐怖感や治療への不信感があったりすれば、治療再開はなかなか難しい。

　薬剤師は、弁置換術後の抗凝固療法の必要性、出血への対応、ワルファリン再投与のタイミングなどについて十分な知識をもち、再治療に向けて医師や患者をサポートできるように情報を入手し、対応する必要がある。患者への確認は当然としても、やはり医師と直接言葉を交わし、納得がいくまで確認し、患者の薬物治療の有効性・安全性を守るべきである。

こんなときは──

提案1 薬剤師ならではの検討＋疑義照会＝信頼

　弁置換術後に必須のワルファリンだが，薬剤師はとっさに対応できるだけの十分な知識をもっているだろうか。表に挙げるワルファリンの特徴は，すぐに頭に浮かぶようにしておきたい。

　薬剤師としては薬の基本を押さえたうえで，医師と異なる角度からワルファリン療法を検討することが求められる。その姿勢は疑義照会を通じて医師に伝わり，少しずつの積み重ねが互いの信頼と病院-薬局間の連携構築につながるのではないだろうか。また，最近では，いろいろな抗凝固薬が上市されており，心房細動を有する患者に使用され，脳卒中の予防に効果を示している。しかし弁置換術後の使用などにおいては，その有効性と安全性は不明なところも多く，使用してはならない。

提案2 副作用防止に手帳を活用

　ワルファリンによる出血の副作用を未然に防ぐための確認も忘れてはならない。実際に副作用が発現した患者では，その要因を検討し，薬歴やお薬手帳に記載し再発を防止する。また，手帳の巻頭にはワルファリン服用中であることを記載し，服用の目的や期間，量，出血のエピソードなどがひと目でわかるようにまとめておく。

表　押さえておくべきワルファリンの特徴

①ビタミンKが抗凝固因子Ⅱ，Ⅶ，Ⅸ，Ⅹのカルボキシル化を阻害することによる抗凝固作用
②凝固因子の半減期はそれぞれ異なり，その影響が複合的に抗凝固能に反映
③半減期は40時間前後。効果発現は12～24時間後。作用持続は十分な効果が得られた後も48～72時間持続
④中止や減量，再開，増量が凝固能の検査結果や臨床効果につながるまでにはタイムラグがあるため，評価の時期が重要
⑤製剤は，S体とR体が1：1のラセミ体。S体のほうがR体よりも抗凝固活性が3～5倍高い。S体はCYP2C9，R体はCYP1A2，3A4で代謝。CYP2C9の遺伝子多型による個体差に注意
⑥蛋白結合率は，ほぼ100％
⑦PT-INRは，2.0～3.0
⑧相互作用に注意
⑨緑黄色野菜の摂取はコンスタントに

さらに，この情報を他の患者にも反映させ，副作用の未然防止に努めることが重要である。出血傾向の確認にとどまらず，非ステロイド性消炎鎮痛薬などの出血リスクを増大させる併用薬や，プロトンポンプインヒビターのような予防薬のチェックなど，薬剤師として何ができるのかを自身にもう一度問い直し，同様の疑義照会が2度と発生しないように取り組むべきである。

> 押さえておこう

弁置換術後の抗凝固療法に関する知識を身につけ，医師・患者をサポート

たとえば，こんな 服薬指導

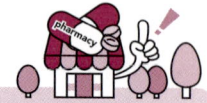

 今日受診された△△さんは半年前に大動脈弁置換術を受けているのですが，ワルファリンが処方されていないのは副作用がみられたからでしょうか。

 いや，出血したときにワルファリンを中断していて残薬があるので服用するように伝えているんだけど，飲みたくないみたいで困っているんだよ。

 それでは，前回出血したときの様子などをこちらでも確認して服用の意義をお伝えします。また残薬数は2週間分お持ちとのことですので，お伝えした後2週間分の処方をお願いしてもよろしいですか。

抗凝固薬を服用中の患者から血尿の訴え，さあどうする？

　皮下出血程度であれば，薬の服用を継続することが大切であるが，下血，吐血，血尿は，内臓からの出血を意味することから至急受診を勧めることになる。ただし忘れてならないのは，抗凝固薬が出血を引き起こすのではなく，出血が起こった場合に止血されにくいということである。例えば血尿の場合は，抗凝固薬の副作用としての対策だけでなく，血尿の原因についての検査の大切さを患者に伝えることも忘れてはならない。

事例 04 痒みに外用剤重ね塗りの処方

∴ 処方内容

```
アレロック錠5                              2錠
    1日2回  朝食後・就寝前  14日
ケラチナミンコーワクリーム20%  25g        2本
    1日2回  塗布（足）
リンデロン-V軟膏0.12%  5g                 2本
    1日2回  塗布（足，重ね塗り）
```

∴ 患者情報
- 66歳，女性
- 膝から下が痒くて夜もよく眠れない。皮膚の乾燥もある。

ある日，**薬局店頭**で…

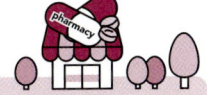

 薬剤師　こんにちは。お薬は前回と同じですね。

 患者　そうね。相変わらず足が痒いんだけど，薬は変えないって言われました。

 薬剤師　でも，前回は2種類を混ぜるようになっていましたが，今回は重ねて塗るように書かれていますね。先生から塗り方の説明はありましたか？

 患者　あら，そうなの？　うーん，何も言われなかったと思うけど…。

さあ，このケースで，あなたなら**どうする？？**

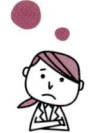

> 現場の **Question**

:∴ 外用剤2種類を重ね塗りの処方。前回は混合の指示だったが問題はない？

○ 考え方のPoint

　軟膏の混合については具体的なデータが少ないため、薬剤師にとっては頭の痛い問題である。親水性と親油性の基剤というように、混合不可であることが明らかなときは疑義照会などで対応するが、たいていの場合は、これといったデータもないまま処方せんの指示どおりに調剤している。軟膏板上では特に分離もせず混ざっているように見えても、主薬の安定性や浸透性などに確信がもてない。容器がチューブから軟膏ツボに替わることで、遮光効果が落ちることにも不安が残る。

　そこで処方せんの指示が"混合"から"重ね塗り"に変更されれば、「やはり混ぜてはいけなかったか…」との思いが頭をよぎる。まずは患者に指示変更の理由を確認し、それでもはっきりしない場合は疑義照会をすることになるが、その前に、できればもう一度処方された軟膏の混合の可否を検討したい。

　確かに個々の軟膏に関する具体的データは少ないが、混合に際しての一般的な注意事項として表1のような指摘がある。疑義照会では、このような情報に照らし混合に伴う問題を考え、今後の対応について相談することが必要となる。

表1　軟膏の混合に際しての注意点

水中油型（O/W型）の乳化性基剤
外層が水であるため、油中水型（W/O型）、油性基剤の製剤と混合すると分離、乳化の破壊が起こる。

油中水型（W/O型）の乳化性基剤
油性基剤のステロイド製剤と混合すると、希釈したにもかかわらず、主薬の吸収が高まる可能性がある。

基剤のpH
・17位にモノエステル基をもつステロイド
　➡基剤がアルカリ性になると、エステル基の転位、加水分解が起こる。
・ビタミンD_3製剤
　➡基剤が酸性になると、主薬の含有量が低下する。

事例 04

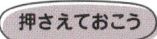
混合の可否に関するデータは医師・薬剤師で共有

○ こんなときは――

提案1 混合時の注意点を資料にまとめ，疑義照会に活かす

　軟膏の混合に関するデータは少ないが皆無ではない。表1で紹介した注意点は，ある総合病院の皮膚科医長から得た情報であるが，このような事項を個々の製剤に当てはめ応用することも大切である。「O/W型，W/O型基剤の製剤にはどのようなものがあるのか？」，「17位にモノエステル基をもつステロイドは？」，「クエン酸含有で基剤が酸性と思われる製剤はあるか？」などを，日頃取り扱っている製剤について検証し，注意事項が考えられる場合は，調剤時に気づきやすいように表示したり，資料を作成したりしておけば，疑義照会をスムーズに進めるうえで有用である。また，混合時の配合変化についての書籍をとりそろえておくとよい〔江藤隆史，他監「軟膏・クリーム配合変化ハンドブック」(じほう，2009)〕。そのほか，外用剤を塗る順番の原則も押さえておきたい(表2)。

提案2 職種間の情報交換で蓄積データが充実

　問題点が考えられる製剤については，混合した際の具体的なデータを製薬企業に問い合わせたり，薬局内で試験的に混合して経過を観察するなどして，情報の収集・蓄積をさらに進めたい。そして，得られたデータは医師にも提供し，また，医師からも臨床経験などで得られた情報を入手するように努めることで，情報の共有と問題点の明確化を図るのが重要である。

　ただし，医師もいろいろと試行錯誤を重ねていると考えられるので，混合を

表2 皮膚外用剤を塗る順番

「塗布する面積が広いものから先に」が原則
例) 保湿剤 ➡ ステロイド外用剤
　　保湿剤 ➡ ディフェリンゲル ➡ 抗菌外用剤

(大谷道輝：スキルアップのための皮膚外用剤Q&A，南山堂，2011.)

避けたほうがよい場合であっても，疑義照会では一方的に否定するのは避け，話し合いながら確認するような姿勢で臨みたい。

　また，2種類の外用剤の混合が不可の場合は，その旨をお薬手帳に記入し，患者や他の医師，薬剤師に注意を喚起する。手帳を通じて医師同士，薬剤師同士が情報を交換・共有できるように工夫したい。

たとえば，こんな **服薬指導**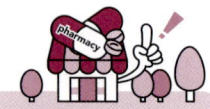

 薬剤師：医師に確認したところ，軟膏は混ぜないで別々に，とのことでした。

 患者：そうですか。それでは，どうやって塗ったらいいかしら？

 薬剤師：まずケラチナミンコーワを広く膝下に塗って，発疹などがあったり赤くなっているところに，こちらの軟膏を……。それから，保湿ケアは……。

乾燥肌対策

[1] 清潔（入浴）
　①お湯の温度は適温〜ややぬるめ。熱いお湯での長湯は避ける。
　②石鹸・ボディーソープはよく泡立てて使う。泡で汚れを包むイメージで。
　③ナイロンタオルの使用は避け，ゴシゴシ洗わない。
　④石鹸などの洗浄剤を使った後は，完全に洗い流す。
　⑤保湿成分の入った入浴剤を使用。そのお湯でかけ湯をしてからあがる。
　⑥お風呂からあがったら，タオルで押さえるように皮膚表面についた水分を取る。
　⑦皮膚がしっとりしているうちに，保湿剤を塗る　[2]へ

[2] 保湿（スキンケア）
　①保湿剤は入浴後5〜10分以内に塗る。
　②皮膚が乾燥している場合は，刺激の少ない化粧水で皮膚を軽く湿らせておく。
　③十分な量の保湿剤を手に取る。
　　☆手のひら2枚分の面積を塗るのに必要な量は
　　・軟膏・クリームの場合：人差し指の先端から第一関節まで伸ばした量
　　・ローションの場合：1円玉大の量
　　＊ワセリンの入った軟膏タイプの保湿剤は，気温が低いと固くなるので，手のひらで温めて，軟らかくしてから使うとよい。
　④保湿剤を塗りたい場所に点々と置いてから，手のひら全体を使って，できるだけ広い範囲に塗り広げる。指先でゴシゴシ塗り込まない。

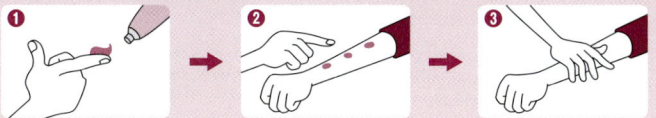

　⑤塗布後，ティッシュペーパーが皮膚にくっつく程度，または皮膚がてかる程度を目安に。

[3] その他
　①室内が乾燥し過ぎないように注意する。必要に応じて加湿器も使用。
　②チクチクする衣類は避ける。
　③飲酒，香辛料などの過度の摂取は避ける。

メモ

事例 05 胃の不調を訴える関節リウマチ患者

処方内容

プレドニゾロン錠1mg「旭化成」	3錠
タケプロンOD錠15	1錠
1日1回　朝食後　28日	
ロキソニン錠60mg	3錠
ムコスタ錠100mg	3錠
1日3回　毎食後　28日	
リマチル錠100mg	1錠
1日1回　夕食後　28日	

患者情報
- 71歳，女性
- 関節リウマチ。病状は進んでいないとのことだが，痛みがある。

ある日，薬局店頭で…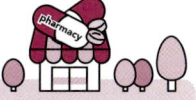

薬剤師：いつものリウマチの薬のほかに，今日は胃の薬も出ていますね。胃の調子はいかがですか…。

患者：ええ。胃の痛みがあって診てもらったら，「胃があれているから，お薬を追加しておくよ」って，先生に言われました。

さあ，このケースで，あなたなら **どうする？？**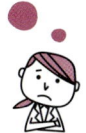

現場の Question

:・ 胃の痛みのある人にNSAIDsが処方されているが，問題はない？

◯ 考え方のPoint

　ロキソニンなどNSAIDsの添付文書には一律に，禁忌として「消化性潰瘍のある患者」が記載されている。NSAIDsがプロスタグランジン生合成阻害を機序とし，胃粘膜防御能の低下を引き起こすことから，その理由は明白である。では，消化性潰瘍の患者で痛みや発熱に対応するには，どうしたらよいだろうか。

　一過性の症状であれば薬を使用しなくとも，体を冷やしたり湿布などの外用剤を使用したりすれば済むこともあるだろう。しかし，関節リウマチのような慢性の炎症や痛みに対しては，NSAIDsを全く使用しないわけにはいかない。痛みがひどく，ベッドから起き上がることもできない患者に，「胃が悪いから痛み止めは飲まないように」とは，とても言えないだろう。とはいえ，NSAIDsの服用期間が長くなれば，胃粘膜障害が引き起こされるリスクも高くなる。NSAIDsの必要性が高い患者ほど，消化性潰瘍を合併する率は高くなり，禁忌事項に抵触するということになるはずである。

　薬剤師としては，添付文書の記載だけをみて，いきなり疑義照会をするのではなく，NSAIDsの必要性や処方に至った背景について可能な限り検討する必要がある。処方されている併用薬や薬歴，患者情報などから，関節リウマチのようなNSAIDsの必要性が高い疾患であると判断できる場合には，医師の処方意図を慮りながら，服用時の注意点を患者に確認する。

● 医師の処方意図に想像をめぐらす

　本例の場合，胃への直接刺激が少ないと考えられるプロドラッグのロキソニンが選択されていることなどから，医師が患者の胃粘膜障害に可能な限り配慮していることがうかがわれる。プロトンポンプインヒビター（ただし，プロトンポンプインヒビターでも非ステロイド性抗炎症薬投与時における胃・十二指腸潰瘍の再発抑制に対する適応を有するものと，そうでないものがある。「店頭で便利なツール」参照），胃粘膜保護薬，ミソプロストールなど，予防目的の併用薬についても確認し，そのうえで，まだ考えられる対策があるようであれば，あらためて医師に連絡する。痛みと胃潰瘍の狭間で，とにかく何とかした

いと悩みながら書いた医師の処方に，薬剤師が土足で踏み込むようなことだけは避けるようにしたい。

こんなときは――

提案 重要薬剤リストで同じ疑義照会を回避

禁忌事項に抵触する薬剤の使用が必要な患者に対しては，その旨を薬歴とともにお薬手帳にも記載し，同じ疑義照会が繰り返されないようにしたい。

その際，手帳の記載方法には工夫が必要である。例えば，巻頭に「必要な薬」，「キードラッグリスト」などの表を作り，処方年月日とともに，治療上必要性の高い薬剤とその使用目的・注意事項など（「禁忌であっても服用が必要。ただし，△△△に注意」など）を，医師に記載してもらうように患者に勧めてもよいだろう。

また，薬局でわかる部分については薬剤師が記入し，医師に確認してもらってもよい。このようなリストを「副作用歴のある薬剤リスト」などとともに薬のサマリーとして活用し，患者の薬物療法に関する情報が簡潔に得られるようにしておくと便利である。

押さえておこう

NSAIDsの添付文書で消化性潰瘍は一律に禁忌だが，患者の状態の検討が必須

店頭で便利なツール

プロトンポンプ酵素阻害薬の効能・効果

一般名	商品例	胃潰瘍	十二指腸潰瘍	吻合部潰瘍	逆流性食道炎	非びらん性胃食道逆流症	Zollinger・Ellison 症候群	非ステロイド性抗炎症薬投与時における胃・十二指腸潰瘍の再発抑制
オメプラゾール	オメプラール錠10	○	○	○	○	○	○	×
	オメプラール錠20	○	○	○	○	×	○	×
エソメプラゾール	ネキシウムカプセル10mg	○	○	○	○	○	○	○
	ネキシウムカプセル20mg	○	○	○	○	×	○	○
ランソプラゾール	タケプロンカプセル15／タケプロンOD錠15	○	○	○	○	○	○	○
	タケプロンカプセル30／タケプロンOD錠30	○	○	○	○	×	○	×
ラベプラゾールナトリウム	パリエット錠5mg・10mg	○	○	○	○	○	○	×
	パリエット錠20mg	○	○	○	○	×	○	×
ボノプラザン	タケキャブ錠10mg・20mg	○	○	×	○	×	×	○

事例 05

一般名	商品例	低用量アスピリン投与時における胃・十二指腸潰瘍の再発抑制	下記におけるヘリコバクター・ピロリの除菌の補助					
			胃潰瘍	十二指腸潰瘍	胃MALTリンパ腫	特発性血小板減少性紫斑病	早期胃癌に対する内視鏡的治療後胃	ヘリコバクター・ピロリ感染胃炎
オメプラゾール	オメプラール錠10	×	○	○	○	○	○	○
	オメプラール錠20	×	○	○	○	○	○	○
エソメプラゾール	ネキシウムカプセル10mg	○	○	○	○	○	○	○
	ネキシウムカプセル20mg	○	○	○	○	○	○	○
ランソプラゾール	タケプロンカプセル15／タケプロンOD錠15	○	○	○	○	○	○	○
	タケプロンカプセル30／タケプロンOD錠30	×	○	○	○	○	○	○
ラベプラゾールナトリウム	パリエット錠5mg・10mg	○	○	○	○	○	○	○
	パリエット錠20mg	×	×	×	×	×	×	×
ボノプラザン	タケキャブ錠10mg・20mg	○	○	○	○	○	○	○

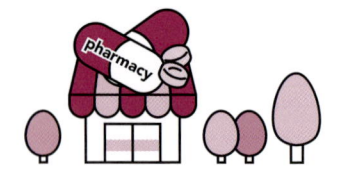

事例 06 風邪の症状を訴える緑内障患者

処方内容

PL配合顆粒	3g
1日3回　毎食後　5日分	
イソジンガーグル液7%　30mL	1本
1日数回含嗽	

患者情報

- 68歳，女性
- 眼科に定期的に通院。キサラタン点眼液0.005%，チモプトールXE点眼液0.5%を使用している

ある日，薬局店頭で…

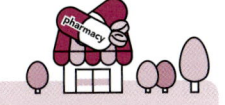

薬剤師：こんにちは。今日は内科のお薬ですね。風邪ですか？

患者：ええ。昨日から熱っぽくて，今日になってのどの痛みも出てきたものだから…。

さあ，このケースで，あなたならどうする？？

現場の Question

眼科に通院中の緑内障患者にPL配合顆粒を調剤しても大丈夫？

考え方のPoint

　PL配合顆粒の添付文書では，禁忌として次のような一文が記載されている。「緑内障の患者　本剤中のプロメタジンメチレンジサリチル酸塩は抗コリン作用を有し，緑内障を悪化させるおそれがある」──。この記載から考えれば，本例で薬剤師は疑義照会をしなければならない。

　しかし，使命感に燃えて処方医に問い合わせると，「またか…」，「そんなこと，こちらに聞かれても…」と言いたそうな雰囲気が伝わってくることが多いのが現実である。緑内障に注意を要するとされる薬剤は少なくないため，添付文書の記載に忠実に従うと，例えば，緑内障の人が風邪をひいたときに使える薬剤はごく限られたものとなってしまう。一方で，添付文書が薬剤師にとって何よりのよりどころであるのも，また現実である。では，どうすべきだろうか。

　緑内障の患者には禁忌・慎重投与とされている薬剤でも，緑内障のタイプによっては，ほとんど問題にならないことが知られている。しかし，患者がどのタイプの緑内障で，現在どのような状態にあるのかを確認しようと思っても，患者が自身の病気を正しく理解しているとは限らない。

　そこで，薬剤師は医師に疑義照会をすることになる。このような場合，薬局ではPL配合顆粒を処方した内科医に問い合わせることが多いが，この患者の緑内障の状態を最もよく把握している人，すなわち，この質問に対して最も的確に答えられる人は眼科医である。したがって，まずは眼科医に疑義照会を行い，"PL配合顆粒は不可"となったら内科医に問い合わせるべきだろう。

> 押さえておこう

疑義照会先は処方医とは限らない

事例06

● こんなときは──

提案 眼科医の指示をお薬手帳に

　眼科医の指示を確認・徹底するために，お薬手帳を活用して情報の共有を図りたい。緑内障の患者のお薬手帳には，図のようなフォーマットを作って貼り，薬剤使用の可否や使用制限などを眼科医に記載してもらう。そして，他科を受診するときや薬局に処方せんを出すとき，OTC薬を購入するときなどには，そのページを医師や薬剤師に必ず見せるよう患者に伝えておく。最近は「緑内障情報カード」を発行する医療機関もみられるため，そういったカードもお薬手帳とともに携帯し活用することで，より有用なものとなるだろう。

〈緑内障の患者様用お薬チェックシート〉

お薬を使用する際には，必ずこのページを医師・薬剤師にお見せください。

	可	不可	要連絡
散瞳作用を有する薬剤の使用可否			
そのほか眼圧上昇の可能性のある薬剤の使用可否			

医療機関名：
医　師　名：

図 緑内障患者用チェックシートの例

たとえば，こんな 服薬指導

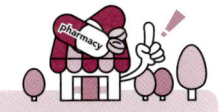

薬剤師：確認させていただきたいのですが，眼科の先生から緑内障がどのようなタイプか聞いていますか？

患者：緑内障のタイプ？　うーん，聞いたかもしれないけど，覚えていないわねぇ…。緑内障って，いろいろなタイプがあるの？

薬剤師：はい。緑内障のタイプによって薬が症状を悪化させてしまうこともあるんですよ。では，眼科の先生にお聞きしますので，少しお待ちください。

解説　原発開放隅角緑内障・原発閉塞隅角緑内障と白内障

原発開放隅角緑内障

　隅角（角膜と虹彩根部の角度）の閉塞はみられないが，緑内障性の視神経障害が徐々に進行するもの。眼房水の排出障害による眼圧上昇，視神経乳頭部の血液循環障害が関与していると考えられる。眼圧が高値を示さない場合もあるが，症状が進行すると，視野障害や視力障害がみられる。片頭痛を併発する症例も多い。眼圧を低下させ，視神経障害の進行を抑える治療が中心となる。抗コリン作用などをもつ薬剤は緑内障には禁忌とされることが多いが，開放隅角緑内障の場合，問題になることはほとんどないといわれる。

原発閉塞隅角緑内障

　隅角が閉塞し，眼圧が上昇するもの。隅角閉塞の機序には相対的瞳孔ブロックとプラトー虹彩機序があり，大部分が相対的瞳孔ブロックによるとされている。

　急性原発閉塞隅角緑内障は，隅角が広範囲にわたって閉塞，短時間に眼圧が上昇するもので，緑内障発作の症状（視力低下，霧視，虹視症，眼痛，頭痛，嘔吐など）を呈する。早急で的確な初期治療が必要となる。一方，慢性原発閉塞隅角緑内障は，隅角の閉塞が徐々に生じるもので，眼圧が高値を示さないこともある。プラトー虹彩機序は，虹彩付着部が厚くなっているため，瞳孔ブロックの機序なしで散瞳により隅角が閉塞する。プラトー虹彩機序だけによる緑内障はまれだが，相対的瞳孔ブロックによる緑内障でも，プラトー虹彩機序が関与していることは多いといわれている。

　閉塞隅角緑内障の場合，抗コリン作用などをもつ薬剤の使用は避け，処方された場合は眼科医に照会することが原則となる。

　下図のように，白内障の手術で水晶体が眼内レンズに置き換えられると隅角が開放されるため，狭隅角緑内障の改善にもつながる。白内障の手術を両眼に行った患者であれば，抗コリン作用など散瞳作用を有する薬剤の使用は問題とならない。

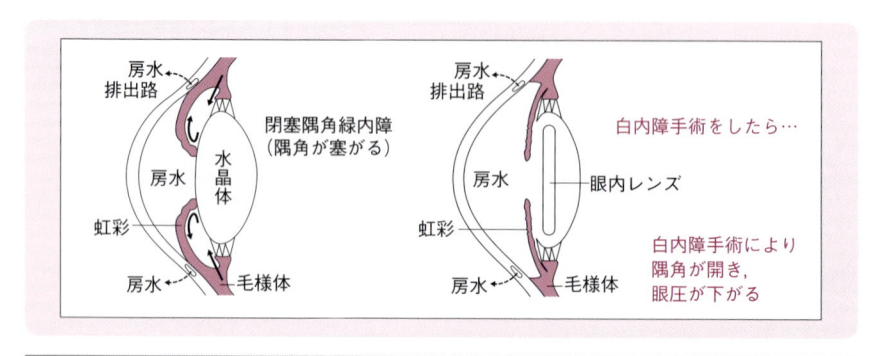

事例 07 配合剤の成分が重複している患者

処方内容

PL配合顆粒	3g
フスコデ配合錠	6錠
ブルフェン錠200	3錠
1日3回　毎食後　5日	
ポララミン錠2mg	2錠
1日2回　朝・夕食後　5日	

患者情報

- 32歳，男性
- 風邪症状で受診。前立腺肥大と緑内障はないとのこと。

ある日，薬局店頭で…

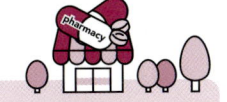

薬剤師：頭痛や咳，鼻水などの薬が出ていますね。

患者：咳やのどの痛みがひどくて…。熱は37℃くらいで，そんなに高くないんですけどね。

薬剤師：ほかにお使いの薬はありますか？

患者：いいえ，ありません。

さあ，このケースで，あなたならどうする？？

現場の Question

:・処方薬で解熱鎮痛薬と抗ヒスタミン薬が重複しているが，問題はない？

考え方のPoint

　PL配合顆粒1g中には
・サリチルアミド270mg
・アセトアミノフェン150mg
・プロメタジンメチレンジサリチル酸塩13.5mg
・無水カフェイン60mg
が含まれている(表)．また，フスコデ配合錠1錠中には
・ジヒドロコデインリン酸塩3mg
・*dl*-メチルエフェドリン塩酸塩7mg
・クロルフェニラミンマレイン酸塩1.5mg
が含まれている．

　そして，ここにポララミン(*d*-クロルフェニラミンマレイン酸塩2mg)とブルフェン(イブプロフェン)が加わるのだから，確かに重複の多い処方である．こんなに薬が必要なのかと思わず考えてしまうが，どれも対症療法的な処方と考えられる．とりあえず患者に症状や医師からの説明内容を確認し，薬剤師の判断で対応できる部分があればそれでもよいだろう．

表　各薬剤の含有成分

	抗ヒスタミン成分	解熱鎮痛成分	中枢興奮薬	麻薬性鎮咳成分	交感神経刺激成分
PL配合顆粒	プロメタジンメチレンジサリチル酸塩	サリチルアミド・アセトアミノフェン	無水カフェイン	—	—
フスコデ配合錠	クロルフェニラミンマレイン酸塩	—	—	ジヒドロコデインリン酸塩	*dl*-メチルエフェドリン塩酸塩
ポララミン錠	*d*-クロルフェニラミンマレイン酸塩	—	—	—	—
ブルフェン錠	—	イブプロフェン	—	—	—

こんなときは──

提案1 症状に合わせた服薬をアドバイス

　本例のような風邪様症状の患者では，PL配合顆粒は熱や頭痛，鼻水，フスコデは咳と鼻水，ポララミンは鼻水，ブルフェンは熱や頭痛，のどの痛みなどに対応することを説明し，症状に合わせた服用を勧める。

　咳・鼻水・熱があればフスコデとブルフェンで，それでも鼻水が治まらなければポララミンを追加──という対応でもよいかもしれないが，処方内容はかなり煩雑なため，患者をいたずらに混乱させるだけだったり，飲まずに残ったりすることも考えられる。また，これらを併用した場合，眠気や便秘，口渇などの副作用が問題となる。それに加え，気道の粘液などの分泌抑制は，かえってのどの症状を悪化させてしまう可能性がある。そのような可能性が高いようであれば，迷わず疑義照会を行い，患者の症状に合わせた処方に整理してもらうよう医師に相談するほうがよい。

提案2 配合薬の成分・作用などは手帳に記載

　配合薬が処方された場合は，その成分と作用，期待できる効果をお薬手帳に記載しておくことで，患者自身に症状に応じた飲み方を理解してもらえる。特に複数の薬剤が処方され，作用の重複がみられるときは，医師に対して具体的な成分の重複について伝えるべきである。

　また，配合薬の成分が記載されたお薬手帳の内容は，患者を通じて医師にも確認してもらい，配合薬について理解が得られるように働きかけることも大切である。

押さえておこう

短期の対症療法であれば薬剤師による対応も検討

たとえば，こんな 服薬指導

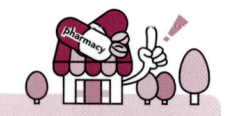

> 今回出された薬は，それぞれ異なる症状に効くのですが，重複している成分もあります。先生に確認して重複しないように変更してもらいます。咳・鼻水・熱があればフスコデとブルフェン，それでも鼻水が治まらない場合はポララミンも追加するという提案を先生にしてみますね。

事例 08 　高血圧患者での処方変更

処方内容

> ミカルディス錠40mg　　　　　　　　　　　1錠
> 　　1日1回　就寝前　28日

患者情報
- 49歳，女性
- 高血圧でニューロタン錠50mgを約半年飲んでいたが，本日から処方がミカルディスに変更された。

ある日，薬局店頭で…

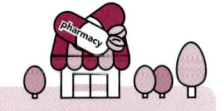

薬剤師：今回はいつもと違う薬が出ていますね。先生から何か説明はありましたか？

患者：ええ。最近，血圧が前よりも高くなっているって伝えたら，「薬を替えましょう」って。

薬剤師：そうですか。血圧はどれくらいですか？

患者：家で毎朝測っているんですが，ここ1週間くらい130/80mmHg以上になることが多いんですよ。

さあ，このケースで，あなたならどうする？？

現場の Question

:: ARB同士の処方変更だが，問題はない？

○ 考え方のPoint

　日本高血圧学会の「高血圧治療ガイドライン2014」によれば，降圧治療の最終目標は心血管病の予防であり，家庭血圧を重視することで，高血圧の実態や降圧薬の効果・持続時間などを明らかにし，生命予後の優れた予知因子である家庭血圧を十分に活用しようとしている。降圧目標は，診察室血圧で若年・中高年者は140/90mmHg未満，後期高齢者は150/90mmHg未満，糖尿病・CKD患者は130/80mmHg未満，脳血管障害・冠動脈疾患患者は140/90mmHg未満となっている。

● ガイドラインでの薬剤変更の記載

　血圧が下がらなければ当然，薬剤の変更が考慮されるが，同ガイドラインでは，合併症のないⅠ度高血圧（140～159/90～99mmHg）では「生活習慣の修正を行い，一定期間内に血圧を再度測定」⇒「生活習慣のみで140/90mmHg未満に血圧が下がらない場合は一定期間後に降圧薬治療を開始」となっている。なお本ガイドラインからβ遮断薬が第1選択薬から外れている。

　実際には多くの場合，降圧薬が必要であり，併用する場合は，副作用を来すことなく降圧効果を得られる組み合わせで用いることが重要となる。効果がないときや忍容性が悪いときは他の降圧薬に変更するが，まずは薬剤変更の背景を患者に確認する。

● ARB間の違い

　本例のようなケースで薬剤師が引っかかるのは，同じARB同士のマイナーチェンジという点だろう。しかし，大きな違いがあるわけではないが，かといって全く同じではない。体内動態や尿酸排泄作用などで違いがみられる**(表)**。

　ミカルディスはニューロタン発売の約4年半後に発売されたARBで，最近では血管内皮細胞のNO産生増加，PPAR-γ受容体活性化作用なども報告されている。血管内皮細胞機能やインスリン抵抗性改善などの付加価値が期待できることがメーカーのパンフレットなどでも紹介されており，変更の背景には，

事例 08

このような新たな作用への期待があるのかもしれない。

> 押さえておこう
> **全く同じ薬ではない。両剤の違いと変更の意図を考える**

○ こんなときは──

提案1　疑義照会はせず，患者に薬の違いを説明

　ガイドラインや薬剤の情報をもとに，薬剤師として変更の意図を考え，患者にもその理由や医師からの説明内容を確認する。処方せんの記載ミスなどの可能性がないのであれば，とりあえず疑義照会はせずに経過を観察してもよいと思われる。それとともに薬剤師からも薬剤の違いを患者に説明し，変更について理解を得るように努めることも大切である。

提案2　薬歴・手帳に「薬物療法サマリー」を

　薬剤の変更時には，可能な限りその理由を明らかにすることが望ましい。得られた情報は薬歴やお薬手帳に記載し，その後のフォローにつなげるようにしたい。

　できれば薬歴や手帳には薬物療法のサマリーを記載するページを作り，薬剤の変化を短時間で把握できるようにするとよい。変更後の効果や副作用，アドヒアランスへの影響なども必ず確認し，継続的に記録できるようにする必要がある。

表　ニューロタンとミカルディスの比較

	ニューロタン	ミカルディス
適応症	・高血圧 ・高血圧・蛋白尿を伴う2型糖尿病における糖尿病性腎症	高血圧
代謝酵素	CYP2C9，3A4	UGT酵素（グルクロン酸抱合）
活性代謝物	カルボン酸体（未変化体の10〜40倍の活性）	なし
排泄	尿・胆汁排泄	主として胆汁排泄
尿酸排泄促進作用	あり（腎の尿酸トランスポーターURAT1阻害作用）	特に知られていない
その他	PPAR-γ活性化作用	―

ARB 一覧表

一般名	アジルサルタン	イルベサルタン	オルメサルタン メドキソミル
商品名例	アジルバ	イルベタン／アバプロ	オルメテック
効能・効果	高血圧症	高血圧症	高血圧症
禁忌*1	─	─	─
慎重投与*2	・重篤な腎機能障害 ・脳血管障害 ・薬剤過敏症の既往歴	・重篤な腎機能障害 ・脳血管障害	・重篤な腎機能障害 ・脳血管障害
併用注意*3	・利尿降圧薬 ・リチウム製剤	─	リチウム製剤
重大な副作用*4	─	・肝機能障害・黄疸 ・低血糖 ・横紋筋融解症	・肝機能障害・黄疸 ・低血糖 ・横紋筋融解症 ・血小板減少 ・アナフィラキシー ・重度の下痢
代謝	脱炭酸により代謝物 M-Iに，CYP2C9 により代謝物 M-IIに代謝される。なお，M-I および M-II の AT₁受容体の阻害作用は未変化体の約1/1,000であった (in vitro)。	主として CYP2C9 による酸化的代謝とグルクロン酸抱合により代謝される。	腸管および肝臓あるいは血漿において加水分解され活性代謝物オルメサルタンに代謝される。
排泄	主な排泄経路：糞中	尿中総排泄量：約20% 糞中総排泄量：約54%	尿中総排泄量：12.6% 糞中総排泄量：77.2%
その他の特徴		尿酸低下作用があると考えられる。	─

*1（全成分に共通）：①過敏症，②妊婦，③アリスキレン投与中の糖尿病患者
*2（全成分に共通）：①両側性腎動脈狭窄または片腎で腎動脈狭窄，②高カリウム血症，③肝機能障害，④高齢者
*3（全成分に共通）：①カリウム保持性利尿薬・カリウム補給薬，②アリスキレン，③非ステロイド性消炎鎮痛薬・COX-2選択阻害薬，④ACE 阻害薬
*4（全成分に共通）：①血管浮腫，②ショック・失神・意識消失，③高カリウム血症，④腎不全・急性腎不全

事例 08

カンデサルタン シレキセチル ブロプレス	テルミサルタン ミカルディス	バルサルタン ディオバン	ロサルタンカリウム ニューロタン
・高血圧症 ・腎実質性高血圧症 ・軽症～中等症の慢性心不全で、ACE阻害薬の投与が適切でない患者（12mg錠を除く）	高血圧症	高血圧症	・高血圧症 ・高血圧および蛋白尿を伴う2型糖尿病における糖尿病性腎症
―	胆汁の分泌が極めて悪い患者または重篤な肝障害のある患者	―	重篤な肝障害のある患者
・腎障害 ・薬剤過敏症の既往歴	・重篤な腎機能障害 ・脳血管障害	・重篤な腎機能障害 ・脳血管障害	・重篤な腎機能障害 ・脳血管障害 ・体液量の減少
・利尿薬 ・リチウム製剤	・リチウム製剤 ・ジゴキシン	・リチウム製剤 ・ドロスピレノン・エチニルエストラジオール ・シクロスポリン ・ビキサロマー	・リチウム製剤
・肝機能障害・黄疸 ・低血糖 ・横紋筋融解症 ・無顆粒球症 ・間質性肺炎	・肝機能障害・黄疸 ・低血糖 ・横紋筋融解症 ・アナフィラキシー ・間質性肺炎	・肝炎 ・低血糖 ・横紋筋融解症 ・無顆粒球症、白血球減少、血小板減少 ・間質性肺炎 ・中毒性表皮壊死融解症、皮膚粘膜眼症候群 ・天疱瘡・類天疱瘡	・急性肝炎 ・低血糖 ・横紋筋融解症 ・アナフィラキシー ・汎血球減少、白血球減少、血小板減少 ・不整脈 ・低ナトリウム血症
カルボキシルエステラーゼにより活性代謝物カンデサルタンに代謝され、さらに一部がCYP2C9により非活性代謝物M-Ⅱに代謝される。	主としてUGT酵素（UDP-グルクロノシルトランスフェラーゼ）によるグルクロン酸抱合によって代謝される。また、本剤は薬物代謝酵素P450では代謝されない。	健康成人男子に^{14}Cバルサルタン80mgを空腹時単回経口投与8時間後の血漿中には、主として未変化体が存在。ヒトの代謝物M-2(4-OH体)はCYP2C9が関与することが確認されたが、投与量の9%程度しかM-2に代謝されないため、代謝酵素の関与は低い。	主にCYP2C9により、活性代謝物であるカルボン酸体に代謝される。
主な排泄経路：糞中	尿中総排泄率：約0.5% 糞中総排泄率：約102%	尿中総排泄率：約13% 糞中総排泄率：約86%	尿中総排泄率：約35% 糞中総排泄率：約58%
―	―	―	腎保護作用、尿酸低下作用（尿酸トランスポーターURAT1阻害作用による）を有する。

メモ

事例 09　抗精神病薬の併用

処方内容

ジプレキサ錠5mg	2錠	エビリファイ錠6mg	1錠
ドグマチール錠50mg	2錠	ピレチア錠（25mg）	1錠
1日2回　朝・夕食後　7日		サイレース錠2mg	1錠
ピーゼットシー糖衣錠2mg	3錠	プルゼニド錠12mg	3錠
アキネトン錠1mg	3錠	1日1回　就寝前　7日	
ワイパックス錠0.5	3錠		
1日3回　毎食後　7日			

患者情報

- 33歳，女性。統合失調症。生理不順あり。
- デイケアに通っているが，最近になって作業がうまくいかないようになった。
- 以前ピレチアが処方せんの記載から漏れ，飲まなかったらアカシジアが起きたことがある。

ある日，薬局店頭で…

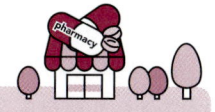

薬剤師：こんにちは。お変わりはありませんか？

患者：ええ。夜も眠れるようになったし，食事も普通に食べられていますし。

薬剤師：前回からエビリファイが追加されていますが，いかがですか？

患者：う〜ん，何も変わった感じはしないですね…。あの薬は，なぜ追加されたんでしょうか？　これだけの薬を飲むのは結構つらいです。飲み忘れることもありますし，まだ増やす必要があるのでしょうか？

さあ，このケースで，あなたなら どうする？？

:: 現場の Question

:・抗精神病薬の併用で期待される効果は？

考え方のPoint

● 処方の問題点を薬剤師の視点で明らかに

　統合失調症で単剤治療が原則であるのは世界的な流れである。この傾向は新しい非定型抗精神病薬が臨床導入されてから一段と強まり，国外では多剤併用はまれとなっている。

　国内では少なくなったとはいえ抗精神病薬が4剤，5剤併用される例も多い。多剤併用については，①有効薬剤や至適用量の確定が困難，②副作用・相互作用のリスクが増大，③副作用の原因薬剤が特定できない，④服用が煩雑──などデメリットの指摘は多いが，メリットが挙げられることはほとんどない。理論的にも，臨床的にも，経済的にも単剤治療の必要性は強調されているが，現実との間にはまだ大きな差がある。

　精神科の薬物治療は薬剤師としてなかなか踏み込みづらいのが現実であり，疑問をもちながらも処方せんどおり調剤して終わることがしばしばある。だが，それでは何も解決しない。薬剤師はまず何が問題となるのかを整理し，そのための解決策や代替案などを用意し，1つひとつの問題に粘り強く丁寧に対

表 主な受容体に対する作用

	ドパミンD_2遮断	セロトニン2A遮断	セロトニン2C遮断	
オランザピン（ジプレキサ）	●	●	●	
アリピプラゾール（エビリファイ）	● 部分アゴニスト	● アンタゴニスト		
オランザピンからアリピプラゾールへの急激な変更による出現の可能性のある離脱症状			食欲低下？	

48

応する必要がある。そのためには，非定型抗精神病薬をはじめとする薬剤の知識を深め，それぞれの薬剤の作用から問題点や対応策を考える力をつけることが不可欠となる。

● 2剤併用時に考えられること

本例はエビリファイとジプレキサの併用だが，両剤はともに非定型抗精神病薬であるものの特徴は大きく異なる。エビリファイはドパミン D_2 受容体のパーシャルアゴニストで，他の受容体に対する親和性は低い。一方，ジプレキサはドパミン D_2 受容体遮断作用とともに，セロトニン 5-HT_{2A}，5-HT_{2C} 受容体，ヒスタミン H_1 受容体，ムスカリン M_1 受容体，アドレナリン $α_1$ 受容体遮断作用を併せもつ(表)。では，この2剤の併用の意味や問題点をどう考えるべきか。

まず，すでにジプレキサによってドパミン D_2 受容体が遮断されているので，そこにパーシャルアゴニストが加わっても，効果が格段に増強するとは思えない。ジプレキサによるドパミン D_2 受容体のアップレギュレーションがあれば，それに対する遮断作用が期待できるかもしれないが，どの程度かはわからない。

また，ジプレキサの副作用としてドパミン D_2 受容体遮断作用による錐体外路症状があるが，これはセロトニン 5-HT_{2A} 遮断作用によるドパミン遊離抑制の解除でバランスがとられ，緩和が図られている。エビリファイのドパミン

	セロトニン1A 刺激	ヒスタミン H_1 遮断	ムスカリン M_1 遮断	アドレナリン $α_1$ 遮断
		●	●	●
	部分アゴニスト			
		興奮 不眠 不安 錐体外路症状	下痢 便秘 イレウス 感冒様症状 興奮 不眠 不安 錐体外路症状 アカシジア悪性症候群	頻脈 高血圧

図1 エビリファイ添付文書の「重要な基本的注意」(1)

> 9. 他の抗精神病薬を既に投与しているなど血清プロラクチン濃度が高い場合に本剤を投与すると，血清プロラクチン濃度が低下し月経が再開することがあるので，月経過多，貧血，子宮内膜症などの発現に十分注意すること．

D_2受容体に対する部分的刺激作用がどの程度の副作用緩和につながるのかも不明である．ただし，視床下部・下垂体系には余剰ドパミンD_2受容体（通常は働いていない）があり，これに対する部分的刺激作用により高プロラクチン血症が改善する可能性はある．

さらに，エビリファイの添付文書には図1のような記載があり，ドパミンD_2受容体遮断作用の重複による副作用（悪性症候群，誤嚥性肺炎など）増強にも注意が必要だろう．

● ジプレキサ減量・エビリファイ追加による問題点

そのほかジプレキサには，ドパミン受容体以外の受容体への作用による副作用もある．例えば，セロトニン5-HT_{2c}受容体遮断作用による食欲増進，ヒスタミンH_1受容体遮断作用による体重増加，眠気，アセチルコリンのムスカリン受容体遮断作用による便秘，口渇，認知障害などがみられるが，これらの副作用により薬剤のスイッチングとして"ジプレキサの減量＋エビリファイの追加"が行われた場合は，どのようなことが考えられるだろうか．

まず，ジプレキサのセロトニン5-HT_{1A}受容体刺激による抗不安作用や，ヒスタミンH_1・アドレナリン$α_1$受容体遮断による鎮静作用が減少するが，エビリファイはこれらの受容体に対する親和性が低いため，不安やイライラなどが発現する可能性がある．また，ジプレキサのムスカリン受容体遮断作用減少により離脱症状が発現する可能性もあり，不眠，イライラ，錐体外路症状，下痢などの症状が予想される（実際には，逆説的であるがイレウスが問題となることが多いとされる）．さらに，ジプレキサによりドパミンD_2受容体がアップレギュレーションされている場合は，エビリファイの部分的遮断作用では不十分となるため，幻覚などの症状が再燃・悪化する可能性がある．エビリファイの添付文書には図2のような記載もある．

このように，薬の作用から考えただけでも併用の問題点は多少整理される．

図2　エビリファイ添付文書の「重要な基本的注意」(2)

> 2. 統合失調症の場合，前治療薬からの切り替えの際，興奮，敵意，誇大性等の精神症状が悪化することがあるので，観察を十分に行いながら前治療薬の用量を徐々に減らしつつ，本剤の投与を行うことが望ましい。なお，悪化が見られた場合には他の治療方法に切り替えるなど適切な処置を行うこと。

問題解決とまではいかないが，生理不順や不安，イライラなどの症状を確認し，このような問題が実際にみられていないか検討する必要がある。特に，ジプレキサの飲み忘れによるリスクについて，薬剤の作用から説明し理解を得ることも大切である。これらにより問題点が明確になれば，疑義照会でも医師に確認すべき内容がより具体的になり，解決の糸口も見つけやすい。

こんなときは──

提案1　抗精神病薬の特徴を薬歴に

多剤併用の問題は一朝一夕に解決せず，注意深く継続的な対応が必要となる。薬剤師としてのアプローチは，あくまでも薬の基本的な作用から行わなければならない。新たな抗精神病薬が次々と臨床導入されるなか，まずは，それぞれの薬剤の各受容体に対する作用，代謝酵素などの体内動態の特徴に関する情報を揃え，調剤時の処方解析に役立つようにしておくことが必要と考える。

薬歴に各受容体への作用を記載したり，あるいは，代謝酵素などへの影響を簡単にチェックできる表やシートを作成して挟み込み，作用の重複や拮抗，相互作用などを視覚的に確認できるようにしておくのもよいだろう。

提案2　クロルプロマジン換算量を活用

抗精神病薬の使用を検討する際に使われるデータとして，クロルプロマジン換算量がある。これは抗精神病効果がクロルプロマジン100mgと等しくなる各薬剤の量のことで，抗精神病薬の大量投与をチェックする指標の一つとされる。一般的にはクロルプロマジン換算400mg/日で「十分」，800mg/日が「上限」，1,000mg/日以上を「大量」とする見方がある。処方のクロルプロマジン換算量をコンピューターなどで瞬時に計算して調剤や服薬指導に役立てたり，薬歴に書き込んで用量の変動を継続的に確認したりすることもできる。できれ

ば換算量を患者のお薬手帳に継続的に記入し，多剤併用に注意を払い，患者に対応していることを医師に伝える第一歩としたい．

今回の処方は，
　　オランザピン 10mg ÷ 2.5 × 100 = 400mg
　　アリピプラゾール 6mg ÷ 4 × 100 = 150mg
　　スルピリド 100mg ÷ 200 × 100 = 50mg
　　ペルフェナジン 6mg ÷ 10 × 100 = 60mg
でクロルプロマジン換算量は660mg/日となる．

ただし，薬物代謝酵素の遺伝多型の問題などがあるため，薬剤服用後の患者の体調の変化も併せて入念に確認することも重要である．換算量が同じでも錐体外路症状などの副作用が他の患者より顕著に現れている場合は，特定のCYPのpoor metabolizerである可能性も考慮しなくてはならない．

> 押さえておこう

踏み込みにくい精神科領域でも，あきらめずに問題点を明らかに

たとえば，こんな 服薬指導

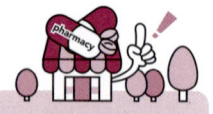

> 薬剤師：薬が増えていくか不安なんですね…．でも必要な薬を飲まないと病気のコントロールができないと困りますから先生に確認してみますね…．追加された理由を知って飲みたいですものね…．

事例 09

店頭で便利なツール

CP換算値一覧

※本シミュレーションで使用しているCP換算値につきましては，公益社団法人神経研究所附属晴和病院 稲田俊也先生及び稲垣中先生の使用許諾を得て使用しています。

一般名			参考品名	等価換算値
アリピプラゾール	非定型		エビリファイ	4
オキシペルチン			ホーリット	80
オランザピン	非定型		ジプレキサ	2.5
カルピプラミン			デフェクトン	100
クエチアピン	非定型	GE	セロクエル	66
クロカプラミン		GE	クロフェクトン	40
クロザピン	非定型		クロザリル	50
クロルプロマジン（内服）			ウインタミン/コントミン	100
クロルプロマジン（注射）			コントミン筋注	33
スピペロン			スピロピタン	1
ブロムペリドール		GE	インプロメン	2
ペルフェナジン（内服）			ピーゼットシー	10
ペルフェナジン（注射）			ピーゼットシー筋注	2
ペロスピロン	非定型	GE	ルーラン	8
モサプラミン			クレミン	33
リスペリドン（内服）	非定型	GE	リスパダール	1
リスペリドン（注射）	非定型		リスパダールコンスタ	10/2週
レセルピン		GE	アポプロン	0.15
レボメプロマジン（内服）		GE	ヒルナミン/レボトミン	100
レボメプロマジン（注射）			ヒルナミン筋注/レボトミン筋注	25

CP換算値＝薬の処方量÷等価換算値×100

【引用文献】
・稲垣中，稲田俊也：第18回：2006年度版向精神薬等価換算．臨床精神薬理 9：1443-1447, 2006.
・稲垣中，稲田俊也：第20回：抗精神病薬注射製剤の等価換算．臨床精神薬理 10：2373-2377, 2007.
・稲垣中，稲田俊也：第21回：新規抗精神病薬の等価換算（その5）Blonanserin．臨床精神薬理 11：887-890, 2008.
・稲垣中，稲田俊也：第22回：持効性抗精神病薬の等価換算（その3）Risperidone長時間作用型注射製剤．臨床精神薬理 13：1349-1353, 2010.
・稲垣中，稲田俊也：第23回：新規抗精神病薬の等価換算（その6）Paliperidone徐放錠．臨床精神薬理 15：397-404, 2012.
〔共和薬品工業：医療関係者向け中枢神経系情報サイト AMEL CNS.net（http://www.amel-cns.net）より〕

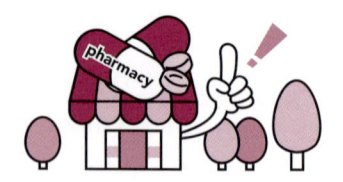

事例 10 抗菌薬とビオフェルミンRの併用

処方内容

> クラビット錠500mg　　　　　　　　　　　　1錠
> 　　　1日1回　朝食後　5日
> ビオフェルミンR錠　　　　　　　　　　　　3錠
> 　　　1日3回　毎食後　5日

患者情報

- 20歳，女性
- 膀胱炎。併用薬なし。ビタミンCのサプリメントをとっている。

ある日，薬局店頭で…

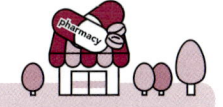

薬剤師：今日は抗菌薬が出ていますね。

患者：ええ。昨日から膀胱炎だと…。

薬剤師：いままでにこの薬を飲んだことはありますか？

患者：何度か飲んだことはあります。
一度，この薬を飲んでお腹が緩くなったことがあって，それを先生に伝えてからは，このビオフェルミンという薬を一緒に出してくれるようになりました。

さあ，このケースで，あなたならどうする？？

> 現場の **Question**

:・耐性乳酸菌製剤の適応にクラビットはないが，併用の効果は？

○ 考え方のPoint

● 効果は認められず，腸内細菌への耐性伝達のリスクも

　耐性乳酸菌製剤の適応となる抗菌薬は，ペニシリン系，セファロスポリン系，アミノ配糖体系，マクロライド系，テトラサイクリン系，ナリジクス酸であり，ニューキノロン系のクラビットは含まれていない。

　1960年代後半から1970年代の初めにかけ耐性乳酸菌製剤が相次いで上市されたが，当時はまだニューキノロン系抗菌薬は存在しなかった。ニューキノロン系抗菌薬の適応がないのは，このような時期的な問題と思われるが，その後も適応が拡大されないまま現在に至っていることを考えると，実際の効果を検証する必要がある。

　耐性乳酸菌製剤のメーカーに確認したところ，一部のニューキノロン系抗菌薬に対し耐性が認められる製剤はあるものの，ほとんどは耐性がなく効果を期待できないという回答であった。文献報告を調べても得られる結果は同様で，通常の乳酸菌製剤との差はないとされている。また，耐性乳酸菌製剤の耐性は染色体性の突然変異によるもので，プラスミドによる細菌間の伝達はないといわれるが，一方，薬剤投与による腸内細菌への耐性伝達の危険性も否定できず，無意味な使用は慎むべきとの指摘もある。

● 決定打のない状況で医師と協働

　疑義照会は処方削除を前提とすべきだろう。疑義照会のきっかけは適応症がないことであっても，耐性乳酸菌製剤の効果が期待できないことや耐性伝達のリスクが否定できないことを医師に伝え，薬剤の適正使用を図るべきである。

　また，下痢がすでに発現している場合は，抗菌薬による偽膜性大腸炎の危険性も考え，まず抗菌薬の中止／変更が可能かを確認する。乳酸菌製剤の併用が望まれる場合は，あえて耐性乳酸菌製剤を選択する必要はなく，通常の乳酸菌製剤の使用でも同等であることを説明する。

　酪酸菌製剤はニューキノロン系抗菌薬に自然耐性があるため有効であるとの指摘がある。しかし，その臨床効果が必ずしも確認されているわけではないた

め，酪酸菌製剤も代替薬とはなり得ない。決定的な対応策がないなかで，医師とともに患者への対応を考え，取り組む姿勢が重要となる。

> **押さえておこう**
>
> ## 耐性乳酸菌製剤とニューキノロン系抗菌薬の併用は疑義照会

● こんなときは──

提案 日々の情報提供で疑義照会を減らす

　各薬剤のネガティブな情報（効果が期待できない疾病・症状の情報など）は得にくい。それらの情報は，添付文書などをちょっと見ただけでは気づきにくいことも多く，メーカーには積極的な情報の提供を望みたい。同時に，薬局でもニューキノロン系抗菌薬と耐性乳酸菌製剤の併用のような繰り返しみられる問題については，入手した情報を医療機関に積極的に提供し，共通の認識をもつように努めることが必要である。"薬局からのお知らせ"などを通じて情報を普及させ，疑義照会を減らすことが望ましい。

たとえば，こんな 疑義照会

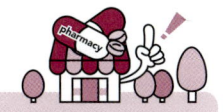

薬剤師：今日の△△さんの処方ですが，ビオフェルミンRの適応にはクラビットのようなニューキノロン系抗菌薬は含まれていませんので，ビオフェルミンRは中止したほうがよろしいのではないでしょうか。

医師：そうなんですか？　でも，大した副作用があるわけでもないし，飲めば何らかのメリットがあるかもしれないですよね。

薬剤師：副作用の面を考えるとおっしゃる通りなのですが，メーカーに問い合わせたのですが，やはりニューキノロン系抗菌薬との併用の効果はないとの回答が得られました。また腸内細菌への耐性伝達が生じる可能性も否定できないとも思います。ビオフェルミンRについては中止をご検討いただけないでしょうか。
下痢に対する心配への対策として，通常の乳酸菌製剤あるいは乳酸菌を成分とする，お腹の調子を整える特定保健用食品などお勧めするのはいかがでしょうか…。

通常型と耐性乳酸菌製剤に対するニューキノロン系抗菌薬の MIC（μg/mL）

	乳酸菌製剤			
	ビオフェルミン	ビオフェルミンR	ラックビー	ラックビーR
エノキサシン	100	100	100	100
オフロキサシン	6.25	12.5	6.25	6.25
シプロフロキサシン	6.25	6.25	6.25	6.25
トスフロキサシン	3.13	3.13	6.25	12.5
ノルフロキサシン	100	100	100	50
レボフロキサシン	3.13	6.25	6.25	6.25
ロメフロキサシン	12.5	12.5	25	50
ガチフロキサシン	3.13	3.13	6.25	6.25
パズフロキサシン	12.5	12.5	25	25

〔五郎丸剛，他：フルオロキノロン系抗菌剤に対する耐性乳酸菌および酪酸菌製剤の感受性について．医療薬学 34(1)：59-63，2008．〕

　通常型の乳酸菌製剤と耐性乳酸菌製剤に対するニューキノロン系抗菌薬のMICを測定したところ，いずれもほぼ同等のMICを示し，通常型と耐性型のニューキノロン抗菌薬に対する感受性に差は認められなかった。
➡ニューキノロン系抗菌薬と耐性乳酸菌製剤の漫然とした併用は避けるべきと考えられる。

解説 耐性乳酸菌製剤および酪酸菌製剤に対する抗菌薬のMIC（μg/mL）

		耐性乳酸菌製剤					酪酸菌製剤
		ビオフェルミンR	ラックビーR	アンチビオフィルス細粒	エントモール散	エンテノンR	ミヤBM
ニューキノロン系	エノキサシン	100	100	50	25	100	25
	オフロキサシン	12.5	6.25	12.5	6.25	6.25	12.5
	シプロフロキサシン	6.25	6.25	12.5	6.25	6.25	12.5
	トスフロキサシン	3.13	12.5	3.13	3.13	3.13	3.13
	ノルフロキサシン	100	50	25	12.5	12.5	12.5
	レボフロキサシン	6.25	6.25	6.25	3.13	3.13	1.56
	ロメフロキサシン	12.5	50	25	12.5	12.5	50
	ガチフロキサシン	3.13	6.25	3.13	1.56	3.13	25
	パズフロキサシン	12.5	25	12.5	12.5	6.25	6.25
セフェム系	セフォチアム	1,000	4,000	500	1,000	1,000	4,000

〔五郎丸剛, 他：フルオロキノロン系抗菌剤に対する耐性乳酸菌および酪酸菌製剤の感受性について. 医療薬学 34(1)：59-63, 2008.〕

　耐性乳酸菌製剤と酪酸菌製剤に対するニューキノロン系抗菌薬とセフォチアムの感受性を調べたところ，セフォチアムでは耐性を獲得していることが確認された。一方のニューキノロン系抗菌薬については，MICはいずれも100μg/mL以下で，耐性を獲得していないと判断された。

　また，酪酸菌は芽胞菌であるため，抗菌薬投与時の下痢の予防・治療に効果があるとする指摘もあるが，この検討では酪酸菌製剤の栄養体はニューキノロン系抗菌薬に感受性であることが示された。

解説　各種抗菌薬の耐性乳酸菌製剤に対するMIC

		MIC（μg/mL）	
		耐性乳酸菌製剤A	耐性乳酸菌製剤B
耐性乳酸菌製剤に適応のある抗菌薬	オキサシリン	>16	>16
	アンピシリン	>16	>16
	スルバクタム/アンピシリン	>24	>24
	ピペラシリン	>16	>16
	セフタジジム	>128	>16
	セフトリアキソン	>16	>16
	スルバクタム/セフペラゾン	>16	>16
	セフェピム	>16	>16
	ゲンタマイシン	>16	>16
	アルベカシン	>16	>16
	ミノマイシン	≦0.5	≦0.5
耐性乳酸菌製剤に適応のない抗菌薬	バンコマイシン	1	≦0.5
	テイコプラニン	≦0.5	≦0.5
	レボフロキサシン	2	≦0.5
	シプロフロキサシン	2	≦0.5

〔江頭かの子,他：長崎大学医学部・歯学部附属病院における整腸剤適正使用への取り組み.薬学雑誌,126（11）：1155-1161,2006.〕

事例 10

店頭で便利なツール

整腸薬一覧

商品名（販売元）	組成	効能・効果	注意点等
エンテロノン-R散 （味の素製薬）	耐性乳酸菌（*S.faecalis* BIO-4R）培養物の乾燥粉末を1g中100mg（10^6〜10^9個の生菌）含有	下記抗生物質，化学療法剤投与時の腸内菌叢の異常による諸症状の改善 ・ペニシリン系 ・セファロスポリン系 ・アミノグリコシド系 ・マクロライド系 ・テトラサイクリン系* ・ナリジクス酸 *：ラックビーR散は，テトラサイクリン系に適応なし	牛乳アレルギーの人は禁忌
エントモール散 （日本ジェネリック）	^	^	牛乳アレルギーの人は禁忌
コレポリーR散10% （東和薬品）	^	^	牛乳アレルギーの人は禁忌
ラックビーR散 （興和創薬）	1g中耐性乳酸菌（*Bifidobacterium*の生菌）10mg含有	^	牛乳アレルギーの人は禁忌 テトラサイクリン系には適応なし
ビオフェルミンR散／ビオフェルミンR錠 （武田薬品工業）	1g中・1錠中に耐性乳酸菌6.0mg含有	^	
ラクスパン散1.8% （キッセイ薬品工業）	1g中耐性乳酸菌18mg（総生菌数$1.2×10^7$〜$9×10^9$個）含有	^	
レベニンカプセル （わかもと製薬）	1カプセル中耐性乳酸菌27.9mg（総生菌数$1.2×10^7$〜$9×10^9$個）含有	^	
レベニン散 （わかもと製薬）	1g中耐性乳酸菌18mg（総生菌数$1.2×10^7$〜$9×10^9$個）含有	^	
ビフィスゲン散 （大日本住友製）	1g中ビフィズス菌末20mg含有	腸内菌叢の異常による諸症状の改善	
ビフィダー散2% （科研製薬）	1g中ビフィズス菌20mg（*Bifidobacterium*の生菌を10^6〜10^9個）含有		
ラックビー微粒N／ラックビー錠 （興和創薬）	1g・1錠中ビフィズス菌（*Bifidobacterium*の生菌）10mg含有		
ビオフェルミン錠剤 （武田薬品工業）	1錠中ビフィズス菌12mg含有		
ビオスミン配合散 （武田薬品工業）	1g中糖化菌4.0mg，ラクトミン6.0mg含有		
レベニンS散 （わかもと製薬）	1g中ラクトミン（*S. faecalis, Lactobacillus acidophilus*）2mgおよびビフィズス菌（*Bifidobacterium longum*）4mg（総生菌数$1.2×10^7$〜$9×10^9$個）含有		
ラックメロン散2% （イセイ）	1g中有胞子性乳酸菌（ラクボン原末）20mg（生菌数1億）含有		

次頁へ続く

商品名（販売元）	組成	効能・効果	注意点等
ミヤBM細粒／ミヤBM錠（ミヤリサン製薬）	1g中宮入菌末40mg含有／1錠中宮入菌末20mg含有	腸内菌叢の異常による諸症状の改善	
ビオスリー配合散／ビオスリー配合錠（東亜新薬）	1g中ラクトミン10mg、酪酸菌50mg、糖化菌50mg 1錠中ラクトミン2mg、酪酸菌10mg、糖化菌10mg ビオスリー配合散1gとビオスリー配合錠2錠がほぼ等しい生菌数となるように調製されている		以前は、牛乳アレルギーの人には禁忌とされていたが、2008年以降、牛乳由来成分を用いない製法に変わり、牛乳アレルギーの人も服用できるようになった
ビオヂアスミンF-2散（ファイザー）	1g中ラクトミン1g〔乳酸菌（S. faecalis）を1億〜10億個〕含有		
ビオフェルミン配合散（武田薬品工業）	1g中ラクトミン6mg、糖化菌4mg含有		
ビオラクト原末（三恵薬品）	1g中ラクトミン1g〔乳酸菌（S. faecalis）の生菌を1億〜10億個〕含有		
ビフラミン末（テバ製薬）	1g中ラクトミン1g〔乳酸菌（S. faecalis）の生菌を1億〜10億個〕含有		
フソウラクトミン末（扶桑薬品工業）	1g中ラクトミン3.50mg含有		
ラクトミン散「イセイ」（イセイ）	1g中ラクトミン1g〔乳酸菌（S. faecalis）の生菌を1億〜10億個〕含有		
ラクトミン末「マルイシ」（丸石製薬）	1g中ラクトミン1g含有		
ビオラクチス散（ヤクルト本社）	1g中カゼイ菌500mg（$1.5 \times 10^9 \sim 2.1 \times 10^{10}$個）含有		

事例 11 胃痛・胸やけにアルサルミンの処方

❖ 処方内容

```
ガスターD錠20mg                              2錠
    1日2回　朝食後・就寝前　7日
アルサルミン細粒90％                          3.0g
    1日3回　毎食後　7日
```

❖ 患者情報
- 27歳，女性
- 胃痛，胸やけがあり受診。
- 生理痛で市販の鎮痛薬を飲むことがある。

ある日，薬局店頭で…

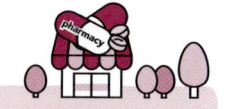

薬剤師：今日は，どうされました？

患者：胸やけがするし，胃も痛くて…。

薬剤師：それはおつらいですね。お食事は召し上がられていますか？

患者：油っこいものは控えているけど，赤身のお肉や鶏のササミなどをよく食べています。

薬剤師：そうですか。このアルサルミンというお薬ですが，蛋白質の多い食事だと，その作用に影響を与えるかもしれません。
食事の30分前くらいに飲むことはできますか？

患者：…ええ，大丈夫ですけど…。

さあ，このケースで，あなたなら どうする？？

現場の Question

アルサルミンの食後服用は効果が不十分では？

考え方のPoint

　アルサルミンの成分であるスクラルファート水和物は，潰瘍病巣の蛋白と結合して保護層を形成し，潰瘍治癒促進効果を示す。胃内に食物蛋白が存在すると薬剤が希釈され，効果が低下するため，食前や就寝前の空腹時の投与が望ましい——。このような記載がアルサルミンのインタビューフォーム（IF）にはみられる。また，IFには，食前・就寝前と食後・就寝前の4週間後の治癒率の比較表も掲載され，それによると前者が91.7％，後者が75.2％となっている。一方，添付文書の用法・用量は1日3回経口投与とされているのみで，食前・食後の指定はない。

●空腹時投与の根拠

　メーカーに問い合わせたところ，IF掲載の表は，米国で十二指腸潰瘍患者を対象に行われた2つの二重盲検臨床試験の結果を比較したもので，一方は"毎食前・寝る前"，もう一方は"毎食後・寝る前"の服用について調べたとのことだった。一方，国内でも，胃潰瘍・十二指腸潰瘍患者を対象に"毎食間・寝る前"と"毎食後・寝る前"，"朝食後・寝る前"で比較した試験データがあり，これによると，胃潰瘍ではいずれの投与方法でも改善率に差はみられず，十二指腸潰瘍では"毎食間・寝る前"と"毎食後・寝る前"の改善率は同等，"朝食後・寝る前"の改善率は劣るという結果が得られた。

　つまり，国外では空腹時と食後で効果に差がみられたのに対し，国内では差がみられなかったため，添付文書には規定されていないということらしい。また，添付文書どおりの1日3回投与では，空腹時と食後で効果にどの程度の差が出るのかはっきりとはわかっていない。

●疑義照会前の確認事項

　本例のように食後服用の指示になっている場合，患者のコンプライアンスを考えた対応かもしれないため，まずは患者に潰瘍の状態や自覚症状，食前や食間の服用の可否などを確認するほうがよい。その結果，特にコンプライアンス

の問題がなく，空腹時の胃痛などの症状がみられるのであれば，疑義照会を行い，より高い効果を得るために食前や食間の投与を医師に勧める。効果にどの程度の差が出るのか確実なデータはないが，調査した内容を医師に説明し，よりよい使用方法を一緒に検討する姿勢を示すことが必要であると考えられる。

> 押さえておこう

効果減弱の程度やコンプライアンスへの影響などを考慮して判断

○ こんなときは──

提案 医師との間で服用方法のコンセンサスをとっておく

　アルサルミンのように，特に添付文書に記載されてはいないが空腹時の服用が望ましい薬はほかにもある。そのような薬については，根拠となる情報を医師に伝えたうえで，服用方法についてコンセンサスを得ておくことが望ましい。日頃から医療機関に文書による情報提供を行ったり，医師と直接話し合い，服用方法について確認したりしておくとよいだろう。

　医師との直接の情報交換が難しい場合は，薬剤師から患者への服用方法に関するアドバイスをお薬手帳に記載し，診察時に患者から医師に確認してもらってもよい。医師の同意が得られれば，その旨も手帳に記載してもらい，相互の意思の疎通を図るようにしたい。

> メモ

たとえば，こんな疑義照会

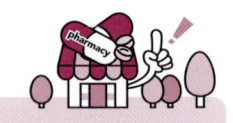

薬剤師：アルサルミンの服用方法についてですが，食後の指示をいただいているのですが，患者さんのお食事の内容を確認させていただいたところ，蛋白質をよく摂られているようでした。空腹時の服用のほうが潰瘍部に付着しやすく，保護作用も期待できるので，お薬の作用をより効果的にするために食前に服用していただいてもよろしいでしょうか？

医師：食前で飲めるかな…。

薬剤師：患者さんは一応大丈夫とおっしゃっていますが，食前に飲み忘れたときは，食後に飲んでいただくようお話ししておきますが。

医師：では，食前ということで，どのくらい影響があるのか，データがあったら後でください。

解説　アルサルミンの用法・用量の根拠

　アルサルミン治験時の臨床試験での投与方法をメーカーに尋ねたところ，臨床試験に関する文献のうち用法の記載があるのは2報で，1報は"1日4回，食間・寝る前"，もう1報は"1日3回，食後1時間"とのことであった。臨床試験の投与方法には統一性がなく，1日4回と現行の用法から逸脱したものもあるようで，より高い効果を得るための投与方法に関するデータは得られなかった。

　文中で触れた国内試験に関する文献を読んでみると，確かに"毎食間・寝る前"と"毎食後・寝る前"で改善率に差はみられていないが，これは学会発表に基づくものらしく，演題に関する討論の内容も掲載されている。そこには次のような指摘が記載されている。

　「米国では空腹時投与が前提で，"毎食前・寝る前"の4回投与と"朝食前・寝る前"の2回投与では効果に差はみられていないが，日本のデータでは4回投与と2回投与で差が出ている。両方を比較すると，1日2回投与では，朝食前のほうが朝食後より効果が高いことが示唆されている。これは，投与間隔が長い場合，スクラルファートが潰瘍部蛋白と十分に結合する食前のほうが食後よりも効果が高いことを示して

いる。1日4回投与で食間と食後で差がみられなかったのは、投与間隔が短いため、潰瘍治癒に関しては、スクラルファートの蛋白結合による保護作用よりも制酸効果が前面に出たためではないか」──。制酸効果だけですべてを説明するのは難しいが、薬剤の作用態度や、国内外のデータの比較をみれば、やはり食前など空腹時の投与が望ましいと考えられる。

店頭で便利なツール

服用のタイミングに薬理作用が関与するもの

昼食前	マジンドール	睡眠障害を引き起こすことがあるので夕刻の投与は避ける
食前	アズレンスルホン酸ナトリウム水和物（内服）	食事により、本剤の潰瘍病巣保護作用が減弱
	イトプリド塩酸塩	腹部膨満感、胸やけなど、食直後に出る症状に対応するため食前投与となっている
	ドンペリドン	むかつき、もたれなどを軽減し、食欲を促すため食前投与となっている
	塩酸メトクロプラミド	腹部膨満感、胸やけなど、食直後に出る症状に対応するため食前投与となっている
	アコチアミド塩酸塩水和物（アコファイド錠）	「機能性ディスペプシアにおける食後膨満感、上腹部膨満感、早期満腹感」の症状を緩和するため
	エパルレスタット	健康成人に本剤50mgを食前（30分）、食後（30分）単回経口投与した場合の血漿中薬物濃度の比較と、血糖値が高いときに阻害作用が強く発揮されるという本剤の薬理作用上の特性より、本剤は食前投与が望ましいと考えられた
	クロモグリク酸ナトリウム（内服）	抗原食物の侵入前に投与することによって、消化管をコーティングし、抗原食物の侵入を阻止することが期待できるため食前服用としている
食直前	α-グルコシダーゼ阻害薬	食後の急激な血糖値上昇を抑えるため、食直前服用となっている
	速効型インスリン分泌阻害薬	投与時期を検討した臨床薬理試験の結果から、食前30分投与では食前15分に血中インスリン値が上昇し、食事開始時の血糖が低下することが報告されており、低血糖症状の発現が懸念される。低血糖の誘発の可能性を考慮した場合には、グルファストの投与時期は食事時間に近いほうが好ましいと考え、「毎食直前（5分以内）」と設定した

次頁へ続く

食直前	リン吸着剤 （セベラマー塩酸塩）	食事中のリンを吸着させる
	ビキサロマー（キックリン）	リン吸着剤のため
食直後	ブロモクリプチンメシル酸塩	空腹時投与では胃腸への直接的な刺激により悪心・嘔吐が惹起される可能性があるが，食直後投与では，胃腸への直接刺激の緩和が可能である。食直後投与は薬剤の吸収が緩徐となり，悪心・嘔吐等の副作用の発現も軽減される可能性がある
	リン吸着剤（沈降炭酸カルシウム，炭酸ランタン水和物）	食事中のリンを吸着させる
	スリンダク，プログルメタシンマレイン酸塩	胃粘膜障害を避ける
	パンクレリパーゼ	膵消化酵素を補充することにより，消化吸収を助けるという作用を十分に発揮させるため，食直後の服用となっている
空腹時または食直後	鉄製剤	鉄の吸収は空腹時服用のほうが良好だが，消化器系の副作用を避けるためには食直後に服用する
（食後）	クロピドグレル硫酸塩	空腹時の投与は避けることが望ましい（国内第Ⅰ相臨床試験において絶食投与時に消化器症状がみられている）
	ロピニロール塩酸塩（レキップ）	空腹時投与において悪心，嘔吐などの消化器症状が多く発現する可能性があるため，食後投与が望ましい

服用のタイミングに吸収・代謝・排泄など体内動態が関与するもの

起床時	ビスホスホネート系薬剤	胃内に食物や他の薬剤が存在すると，吸収が阻害される
朝食前空腹時	リファンピシン	食事により薬剤の消化管吸収が低下，血中濃度低下
朝・夕食前	リルゾール（リルテック）	空腹時に比べて，高脂肪食摂取後は吸収率が低下する
食前	エラスターゼ（エラスチーム）	腸溶錠であり，食後服用では胃の幽門が開くまで胃中に滞留するので，吸収までの時間が遅れる。腸管への移行を速やかにするため食前投与が望ましい
	ペニシラミン	食後，鉄剤服用後および制酸剤服用後のC_{max}および AUC は空腹時に比べ低下した
食直前 （12時間ごと）	クラブラン酸カリウム・アモキシシリン水和物（クラバモックス）	AMPC の薬物動態に及ぼす食事の影響はごくわずかであった。一方，CVA の相対的なバイオアベイラビリティは，空腹時投与と比較して，高脂肪食摂取開始30分，150分に投与すると顕著に減少したが，高脂肪食摂取開始時（食直前）に投与すると，被験者間変動も小さく，良好な吸収を示した。以上より，CVA/AMPC（1:14）製剤は，食事の直前に服用することが望ましいと考えた

事例 11

食事中 または食直後	アタザナビル硫酸塩	本剤を空腹時に服用すると血中濃度が低くなり抗ウイルス作用を発揮できないことがある
	エルビテグラビル／コビシスタット／エムトリシタビン／テノホビル ジソプロキシルフマル酸塩配合錠（スタリビルド配合錠）	空腹時服用で，エルビテグラビルのC_{max}，AUC_{inf}はともに50％以上低下した。テノホビルのC_{max}およびAUC_{inf}はそれぞれ平均28％低下した。コビシスタットのC_{max}は平均7％低下，AUC_{inf}は平均6％上昇し，エムトリシタビンのC_{max}は平均13％上昇，AUC_{inf}は平均2％上昇した
	リルピビリン塩酸塩 （エジュラント錠）	健康成人に空腹時に単回経口投与したときの血漿中リルピビリンのAUCは，食直後に単回経口投与したときと比較して約40％低かった。また，高蛋白質栄養飲料摂取後に本剤を経口投与したときの血漿中リルピビリンのAUCは，食直後に経口投与したときと比較して50％低かった
	スチリペントール （ディアコミット）	空腹時に投与したときに比べ，食後に投与したときには血中濃度が高い傾向を示す
	ダルナビル エタノール付加物 （プリジスタ錠）	本剤／リトナビル 400/100mgを食事とともに投与したときのダルナビルのC_{max}およびAUC_{last}は，空腹時投与と比較して約30％増加した。異なる内容の食事（総カロリーは240～928kcal）を摂取したとき，食事の内容によるダルナビルのC_{max}およびAUC_{last}に差はみられなかった
食直後	EPA製剤	吸収には胆汁酸が必要なため，絶食下では吸収が低下する
	イトラコナゾール（固形製剤）	吸収を最大にするため
	リルピビリン塩酸塩 （抗HIV薬）	健康成人に本剤75mgを，空腹時に単回経口投与したときの血漿中リルピビリンのAUCは，食直後に単回経口投与したときと比較して約40％低かった。また，高蛋白質栄養飲料摂取後に本剤75mgを経口投与したときの血漿中リルピビリンのAUCは，食直後（標準食）に経口投与したときと比較して50％低かった
食後または 食前に規定	アリスキレンフマル酸塩 （ラジレス）	本剤服用時期は患者ごとに食後又は食前（空腹時）のいずれかに規定し，原則として毎日同じ条件で服用するよう指導すること。なお，本剤は，食前（空腹時）投与で食後投与に比べ血中濃度が高くなること等を踏まえ，食後投与での開始を考慮すること
	エベロリムス	本剤の投与にあたっては，食事の影響があるため，食後又は空腹時のいずれかの一定の条件下で投与
（食後）	ブロナンセリン（ロナセン）	空腹時に投与すると，食後投与と比較して吸収が低下し，作用が減弱するおそれがある。また，空腹時で投与を開始し，食後投与に切り替えた場合には血中濃度が大幅に上昇するおそれがある

朝食後・夕食後	テガフール・ギメラシル・オテラシルカリウム	基礎的検討（ラット）において空腹時投与ではオテラシルカリウムのバイオアベイラビリティが変化し，フルオロウラシルのリン酸化が抑制されて抗腫瘍効果の減弱が起こることが予想されるので食後投与とすること
空腹時	アレクチニブ（アレセンサ）	食事により，AUC および C_{max} が増大，T_{max} は延長
	デフェラシロクス懸濁用	本剤の薬物動態は食事の影響を受けやすいため空腹時に服用し，服用後30分間は食事をしない
	イトラコナゾール（内用液）	吸収を最大にするため
	ダイドロネル	胃内に食物や他の薬剤が存在すると，吸収が阻害される
朝・夕の空腹時	フェキソフェナジン塩酸塩/塩酸プソイドエフェドリン配合錠（ディレグラ配合錠）	食後服用により，フェキソフェナジンの血中濃度が大幅に低下する
食事の前後2時間を避けて空腹時	エルトロンボパグ オラミン（レボレード）	多価陽イオンを含む飲食物・医薬品との併用により，吸収が著しく妨げられる
就寝前（食後の服用は避ける）	クアゼパム	難溶性薬物である本剤は，胃内容物の残留によって吸収性が向上し，未変化体およびその代謝物の血漿中濃度が空腹時の2～3倍に高まることが報告されている。過度の鎮静や呼吸抑制を起こすおそれがある

事例 12 中途覚醒に対し睡眠薬の追加処方

∴ 処方内容

ラシックス錠20mg	1錠
1日1回　朝食後　21日分	
ディオバン錠80mg	2錠
1日2回　朝夕食後　21日分	
マイスリー錠5mg	1錠
サイレース錠1mg	0.5錠
1日1回　寝る前　21日分	
ボナロン錠35mg	1錠
1週間に1回　起床時　3日分	

∴ 患者情報

- 82歳，女性。骨粗鬆症のため通院中。
- 「なかなか眠れないし，眠っても夜中に目が覚めてしまいます」との訴えがあり，前回よりマイスリー5mgが処方。今回，新たにサイレースが半錠追加になった。

ある日，薬局店頭で…

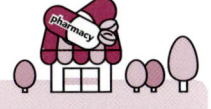

薬剤師：前回，「なかなか眠れない」とのことでしたが，よく眠れるようになりましたか？

患者：ええ，おかげさまで。すぐに眠れるようになりました。

薬剤師：そうですか。それはよかったですね。

患者：でも，眠れるけれど，やはり夜中に目が覚めてしまって…。

薬剤師：それで，今回サイレースという睡眠薬が半錠追加されたのですね。今回追加になった薬は，今までの薬と比べると作用が長く続きますから，途中で目が覚める方に向いている薬なんですよ。

さあ，このケースで，あなたなら どうする？？

現場の Question

睡眠薬の併用は必要か？
マイスリーを中止してサイレースに切り替えてはどうだろう？

○ 考え方のPoint

　睡眠薬は作用持続時間の違いや，ベンゾジアゼピン系か非ベンゾジアゼピン系，あるいはメラトニン受容体作動薬かによって使い分けられている。また，最近ではオレキシン受容体拮抗薬も販売されている。

　マイスリー（ゾルピデム酒石酸塩）は，非ベンゾジアゼピン系の超短時間作用型の睡眠薬である。ω_1選択性で筋弛緩作用などが少なく，使いやすい薬とされている。ただ，高齢者の場合は，体内動態や受容体の感受性の亢進などから作用が遷延する可能性がある。実際，マイスリーの添付文書には「高齢患者7例（67～80歳，平均75歳）にゾルピデム酒石酸塩錠5mgを就寝直前に経口投与したところ，高齢患者のほうが健康成人に比べてC_{max}で2.1倍，最高血漿中濃度到達時間（T_{max}）で1.8倍，AUCで5.1倍，$t_{1/2}$で2.2倍大きかった」と記載されており，入眠困難だけでなく中途覚醒であっても，睡眠薬の第一選択薬として使用されることがある(表)。

　マイスリーだけでなくベンゾジアゼピン系薬剤も含めて，超短時間作用型の睡眠薬は作用が短いため，中途覚醒がカバーできないこともある。本例では，前回は入眠困難・中途覚醒の訴えのためにマイスリーが処方されていた。今回の訴えによると，睡眠導入には効果が期待できているが，中途覚醒が問題となっている。睡眠薬の併用よりもマイスリーを中間型の睡眠薬に変更したほうがよいともいえる。

　ただし，この患者は骨粗鬆症で治療中である。入眠障害と中途覚醒があるからといって高齢者に作用時間の長い薬がいきなり処方されると，昼間の眠気やふらつき・転倒などが問題となる。筋弛緩作用のあるベンゾジアゼピン系薬剤については，骨粗鬆症患者への処方は慎重にすべきである。もちろんマイスリーに関しても，ふらつきなどに対する注意は忘れてはならない。

〇 こんなときは

提案1 患者の睡眠に関する問題点を必ず把握

薬剤師は，不眠のパターンと処方されている睡眠薬が合っていること，薬の服用によって睡眠障害が改善されていることを確認すべきである。処方された睡眠薬によって患者の睡眠障害の状態に適していないにもかかわらず，そのまま漫然と継続されることは回避しなくてはならない。薬局では睡眠チェック表などを作成しておくと役立つ。

また，高齢者では，睡眠薬の作用が強く出る可能性があるため，服用開始時は特に慎重に確認する。

提案2 睡眠障害につながる生活習慣の改善のアドバイスを

薬物療法だけでなく認知行動療法の有用性がいわれている。薬局で薬剤師がどこまで介入できるかは問題であるが，生活習慣の改善などは積極的に呼びかけたい。「昼間に眠っていないだろうか（昼寝は15時前の20～30分）」，「朝，太陽光を浴びる環境にあるか」，「カフェインなどを夕方以降に摂取していないか」といった生活習慣の確認を行い，睡眠障害に関係あると思われる因子は排除していくよう働きかけるべきである。

> **押さえておこう**
>
> **睡眠薬の使用はできるだけ単剤で，規則正しい服用が基本。ただし，併用されることも多い**

たとえば，こんな 服薬指導

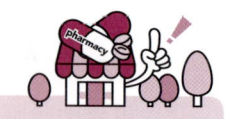

薬剤師：今回は，作用が少し長く続く薬が追加になっていますから，これで朝までゆっくり眠れるはずですよ．

患者：薬の数が増えると，やはり嫌なのよね…．

薬剤師：今は必要な薬ですから．夜中に目が覚めて眠れないほうが，つらいですからね．
服用するときに気をつけるポイントをお伝えしますね．まず「きちんと薬を服用すること」．飲んだり飲まなかったりといったことはしないでください．きちんと眠れるようになったら薬を医師の指示に従って減らしていきます．
次に，翌日にボーッとしたり眠気が残っていたら，お伝えください．それから，「夜中に起きて何かしたけれども，それを覚えていない」ということがあったら，それもお薬手帳に記載しておいてください．心配なことがあったら薬局に連絡してください．生活習慣で気をつけていただきたいことは…．

参考文献
- 桑島巌 編：高齢者の薬よろずお助けQ&A100, 羊土社, 2012.

事例 12

店頭で便利なツール

睡眠チェックリスト

【困っている理由】
- ☐ 寝つきが悪い
- ☐ 変な夢を見る
- ☐ 朝早く目が覚めてしまう
- ☐ 朝起きられない
- ☐ 夜中にしょっちゅう目覚める
- ☐ 熟眠感がない
- ☐ 昼間眠い，ぼんやりする

【睡眠の状態について】
- ☐ 眠る時刻：＿＿＿＿時頃
- ☐ 起きる時刻：＿＿＿＿時頃
- ☐ 何時間眠りたいか：＿＿＿＿時間くらい
- ☐ 実際には何時間眠れている：＿＿＿＿時間
- ☐ 寝たいと思う時刻：＿＿＿＿時頃
- ☐ 睡眠薬を飲む時刻：＿＿＿＿時頃

薬が自分の睡眠のパターンに合っているかのチェックポイント

	服用量	服用時間	眠った時間	起床時間	目覚めの気分	昼間の眠気	備考（変な夢をみる，足がむずむずするなど，気になること）
日					すっきり・すっきりしない	あり・なし	
月					すっきり・すっきりしない	あり・なし	
火					すっきり・すっきりしない	あり・なし	
水					すっきり・すっきりしない	あり・なし	
木					すっきり・すっきりしない	あり・なし	
金					すっきり・すっきりしない	あり・なし	
土					すっきり・すっきりしない	あり・なし	

睡眠薬の高齢者に関する記載

一般名 [商品名]	高齢者に対する用法・用量，慎重投与など （若年者と高齢者の半減期はメーカー問い合わせより）
超短時間作用型	
トリアゾラム [ハルシオン 0.125mg 錠 / 0.25mg 錠]	【用法・用量】 ○不眠症：通常成人には1回トリアゾラムとして0.25mgを就寝前に経口投与する。高度な不眠症には0.5mgを投与することができる。なお，年齢・症状・疾患などを考慮して適宜増減するが，高齢者には1回0.125mg～0.25mgまでとする。 【慎重投与】（次の患者には慎重に投与すること） 高齢者 【高齢者への投与】 高齢者では，少量から投与を開始すること。[運動失調等の副作用が発現しやすい。] 健康若年者の半減期： 　0.5mg 錠を単回投与後の値＝2.9hr 高齢者（80歳）の半減期： 　0.25mg 錠を1日1回就寝前に服用した場合＝1日目1.41hr，7日目1.37hr ＊ただし，高齢者が0.125mg 錠を服用したときのAUCの値は，その倍の量を服用したときの若年者のAUCとほぼ等しかったとのデータもある。
ゾピクロン [アモバン錠7.5/ 錠10]	〈用法及び用量に関連する使用上の注意〉 1．本剤を投与する場合，反応に個人差があるため少量（高齢者では1回3.75mg）から投与を開始すること。また，肝障害のある患者では3.75mgから投与を開始することが望ましい。やむを得ず増量する場合は観察を十分に行いながら慎重に投与すること。ただし，10mgを超えないこととし，症状の改善に伴って減量に努めること。 【慎重投与】（次の患者には慎重に投与すること） 高齢者 【高齢者への投与】 運動失調が起こりやすい。また，副作用が発現しやすいので，少量（1回3.75mg）から投与を開始すること。 健康若年者の半減期： 　7.5mg 錠を単回投与後の値＝3.66hr 　10mg 錠を単会投与後の値＝3.94hr 高齢者（77歳）の半減期： 　7.5mg 錠を単回投与後の値3.546±0.434hr
ゾルピデム酒石酸塩 [マイスリー錠 5mg/10mg]	【用法・用量】 通常，成人にはゾルピデム酒石酸塩として1回5～10mgを就寝直前に経口投与する。なお，高齢者には1回5mgから投与を開始する。年齢，症状，疾患により適宜増減するが，1日10mgを超えないこととする。 【慎重投与】（次の患者には慎重に投与すること） 高齢者[一般に高齢化とともに生理学的変化が生じ，薬物の作用が強くあらわれることがある。本剤を高齢者に投与したとき，健康成人に比べ最高血漿中濃度，AUCが上昇し，かつ消失半減期の延長が認められており，臨床効果が増強され，傾眠や運動失調等の副作用が起こりやすくなるおそれがある。また，ラットへの本剤10mg/kg 以上経口投与時は，血圧低下がみられている] 【高齢者への投与】 運動失調が起こりやすい。また，副作用が発現しやすいので，少量（1回5mg）から投与を開始し，1回10mgを超えないこと。 健康成人男子の半減期： 　0.5mg 錠単回投与＝2.06±1.18hr 高齢者（67～80歳）の半減期： 　0.5mg 錠単回投与＝4.6±1.7hr

事例 12

	一般名 [商品名]	高齢者に対する用法・用量，慎重投与など (若年者と高齢者の半減期はメーカー問い合わせより)
超短時間作用型	エスゾピクロン [ルネスタ錠1mg/ 錠2mg/錠3mg]	【用法・用量】 通常，成人にはエスゾピクロンとして1回2mgを，高齢者には1回1mgを就寝前に経口投与する。なお，症状により適宜増減するが，成人では1回3mg，高齢者では1回2mgを超えないこととする。[国内及び外国臨床試験で，成人では2〜3mg，高齢者では1〜mgの有効性及び安全性が確立したことから，当該用量域を設定した。また，安全性の観点から，通常は低用量（成人：2mg，高齢者：1mg）を投与することとした。しかし，本剤の薬物動態や不眠の症状，持続期間，原因等には個体差があることから，患者の症状に応じて成人は3mg，高齢者は2mgに増量可能としたが，安全性を考慮し，患者の状態を観察して改善が見られる場合には減量に努めることとした。] 【慎重投与】（次の患者には慎重に投与すること） 高齢者 【高齢者への投与】 高齢者での薬物動態試験で，血中濃度が高い傾向が認められており，運動失調等の副作用が起こりやすいので1回1mgを投与することとし，増量する場合には2mgを超えないこと。 健康成人男子の半減期： 　7日反復投与＝2.06±1.18hr 高齢者（平均69歳）の半減期： 　7日間反復投与＝4.6±1.7hr
短時間作用型	ブロチゾラム・ ブロチゾラム 口腔崩壊錠 [レンドルミン錠 0.25mg/D錠 0.25mg]	【慎重投与】（次の患者には慎重に投与すること） 高齢者［一般に高齢者では生理機能が低下しており排泄・代謝が遅延するなど薬剤の作用が強く現れ，運動失調等の副作用が発現する可能性がある。］ 健康成人男性での半減期（21〜26歳）＝4.8hr 高齢男性での半減期（71〜93歳）＝9.3hr
	ロルメタゼパム [エバミール錠1.0] [ロラメット錠1.0]	【用法・用量】 ロルメタゼパムとして，通常，成人には1回1〜2mgを就寝前に経口投与する．なお，年齢，症状により適宜増減するが，高齢者には1回2mgを超えないこと。 健康成人男性での半減期＝10hr 高齢者の場合（反復投与後の測定）＝18hr
	リルマザホン 塩酸塩水和物 [リスミー錠1mg/ 錠2mg]	【用法・用量】 1．不眠症通常，成人にはリルマザホン塩酸塩水和物として1回1〜2mgを就寝前に経口投与する。なお，年齢，疾患，症状により適宜増減するが，高齢者には1回2mgまでとする。 2．麻酔前投薬通常，成人にはリルマザホン塩酸塩水和物として1回2mgを就寝前又は手術前に経口投与する。なお，年齢，疾患，症状により適宜増減するが，高齢者には1回2mgまでとする。 健康成人男性での半減期： 　2mg錠単回投与＝10.5±2.6hr 高齢者（5例）： 　1mg単回投与＝7.74〜69.7hr …基礎疾患を有する人を対象としたため，個人差がかなり大きくなってしまった。

メモ

事例 13　便秘と下痢を繰り返す女性に，ポリカルボフィルカルシウムが追加処方

処方内容

エディロールカプセル 0.75μg　　　　　　　　　　　1 カプセル	
1日1回服用　30日分	
ツムラ大建中湯エキス顆粒	7.5g
コロネル錠500mg	3錠
1日3回服用　30日分	
タケプロン OD 錠15	1錠
1日1回寝る前に服用　30日分	

患者情報

- 80歳，女性，骨粗鬆症。足のつけ根を骨折して寝たきりになった。
- 以前から，胸やけ，便秘の症状があった。今回は，便秘になったり下痢になったり，お通じが安定しないのでコロネルが追加になった。
- 以前はビスホスフォネート系の骨粗鬆症治療薬が使用されていたが，逆流性食道炎があり，寝たきりのため中止になった。

ある日，薬局店頭で…

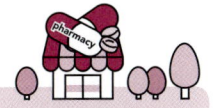

薬剤師：今回はコロネルという薬が追加になっていますが，お通じはいかがですか？

患者：便秘になったり下痢になったりで本当に大変なんです。そうしたら今回，「便秘にも下痢にもいいから」と言われて新しい薬を出されたんです。

さあ，このケースで，あなたなら どうする？

79

現場の Question

∴ PPIとコロネル，活性型ビタミンD₃とコロネルの併用は大丈夫？

◯ 考え方のPoint

簡単な処方であるが，薬剤師として介入すべき問題は多い。

● PPIとコロネルの併用

コロネル（ポリカルボフィルカルシウム製剤）は，胃内の酸性条件下でカルシウムを脱離し，腸管の中性条件下で膨潤・ゲル化して作用を発現する。プロトンポンプインヒビター（PPI）であるタケプロンは胃酸分泌を24時間継続して抑制するので，コロネル錠の作用が抑制される。コロネルかPPIのいずれかの変更を検討する必要がある。

● 活性型ビタミンD₃とコロネルの併用

高カルシウム血症を引き起こす可能性がある。患者は82歳と高齢であり，腎機能の低下も考えられる。高カルシウム血症の副作用を避けるためには，コロネルとエディロールカプセルとの併用は避けるのが望ましい。

● コロネルの服用方法

添付文書の「用法・用量に関連する使用上の注意」には，「本剤は，服用後に途中でつかえた場合に，膨張して喉や食道を閉塞する可能性があるので，十分量（コップ1杯程度）の水とともに服用させること」の記載がある。患者は寝たきりで胸やけなどの症状を訴えていることから，この薬剤の使用は慎重に検討すべきである。

● PPIの副作用

骨粗鬆症患者の場合，脊椎の圧迫骨折などから円背になり，内臓が圧迫されて胃食道逆流症を引き起こしやすい。そこでPPIが処方されるわけであるが，PPIによる下痢に注意が必要である。PPIによる下痢としては，クロストリジウム・ディフィシル関連下痢症（*Clostridium Difficile* Associated Diarrhea；CDAD）と顕微鏡的大腸炎が知られている。CDADによる腸炎は抗菌薬の使用

により発症することが多いが，最近，胃酸分泌抑制薬であるPPIの使用とも関連することが指摘されている（解説参照）。

こんなときは――

提案 コロネルの変更

コロネルは，PPIとの併用による作用の減弱の可能性や，活性型ビタミンD_3との併用による高カルシウム血症の可能性があるため，他の薬剤への変更を医師に依頼する。また，胸やけなどの症状に関しては，PPIが必要なのか考慮したうえで，医師にPPI連用による問題点を伝え，制酸作用と緩下作用が期待できる酸化マグネシウムへの変更を提案するのも一つの考えである。

下痢の場合は，乳酸菌製剤などの使用を提案してもよいだろう。また，医師が下痢にも便秘にも効果が期待できる薬剤を検討している場合には，過敏性腸症候群の適応をもつトリメブチンマレイン酸塩（セレキノン）の使用なども考えられる。

押さえておこう

コロネルと各種薬剤の併用に注意

たとえば，こんな 服薬指導

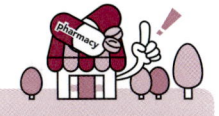

> 薬剤師：今回追加になった薬は，他の薬と一緒に使うと血液中のカルシウムの値が高くなり過ぎる心配があります。他の薬への変更が可能かどうか先生に相談してみますので，しばらくお待ちください。それから，下痢や便秘を繰り返すのはつらいですよね。どのような薬になったとしても，お薬手帳にはお渡しする薬の名前が書いてあります。これらの薬を服用した後，お通じがどうだったか，排便の時間，量，形状について記載しておくと，次回お薬を処方するときの参考になりますので，先生にお伝えになるといいですよ。

解説　CDADとPPI

　米国で行われたメタアナリシス（23報告，対象患者数30万人）では，CDADの発症はPPIの使用により65％有意に増加することが示されている（Janarthanan S, et al.：Clostridium difficile-associated diarrhea and proton pump inhibitor therapy：a meta-analysis. Am J Gastroenterol, 107（7）：1001-1010, 2012）。米国ではPPIが市販薬としても販売されており，2012年2月，FDAよりPPIとCDADに関する安全性情報が発表され，広く注意が喚起されている。

　PPIによるCDADの発症は，薬剤の胃酸抑制作用により胃内PHが上昇し，胃内の細菌定着率が高まり，腸内細菌叢が撹乱されることによると考えられている。同じく胃酸分泌抑制作用をもつH_2遮断薬については統計的な有意差はないが，関連傾向が認められるとする報告もあり，引き続き調査が進められている。

解説　顕微鏡的大腸炎

　顕微鏡的大腸炎とは，大腸生検による組織標本を顕微鏡で観察して診断される慢性の腸管炎症である。内視鏡による異常は基本的には認められないが，腸管壁に縦走潰瘍などが観察される例も報告されている。頻回の水溶性下痢を主症状とし，慢性に経過し，脱水の危険性を伴うこともある。原因は不明であるが薬剤性とされ，PPI（特にランソプラゾール），非ステロイド性消炎鎮痛薬服用者での報告が多いとされている。

店頭で便利なツール

ブリストル便形状スケール

タイプ		形状
1		硬くてコロコロの兎糞状の（排便困難な）便
2		ソーセージ状であるが硬い便
3		表面にひび割れのあるソーセージ状の便
4		表面がなめらかで柔らかいソーセージ状，あるいは蛇のようなとぐろを巻く便
5		はっきりとしたしわのある柔らかい半分固形の（容易に排便できる）便
6		境界がほぐれて，ふにゃふにゃの不定形の小片便，泥状の便
7	全くの水状態	水様で，固形物を含まない液体状の便

事例 14 腰痛を訴える高血圧患者にNSAIDs処方

処方内容

> ブロプレス錠8　　　　　　　　　　　　1錠
> 　　1日1回　朝服用
> ロキソニン錠60mg　　　　　　　　　　3錠
> 　　1日3回　毎食後服用
> 　　　　　　　　　　　　　　　　　　28日分

患者情報
- 65歳，男性。高血圧のため治療中。
- 今回からロキソニン錠が追加された。

ある日，薬局店頭で…

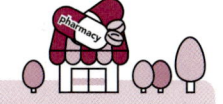

薬剤師：痛み止めが出ていますが，どうかされましたか？

患者：腰が痛くて…。

薬剤師：じっとしていても痛みがありますか？　足がしびれたりすることはありませんか？　それと，血圧はいくつぐらいですか？

患者：血圧は今日は140/95だったかな。腰は，じっとしていれば大丈夫だけど，いわゆる腰痛持ちというのですかね。足のしびれはないよ。整形外科に行っていたんだけど，特に問題ないといわれて湿布薬が出されていただけだったので…。痛みが取れなくて気になるので，「飲み薬をちょっと多めに出して」と先生に頼んで，痛み止めを出してもらったんです。

さあ，このケースで，あなたなら どうする？？

現場の Question

:・ 高血圧症の患者へのNSAIDsの使用はどうすべきか？

○ 考え方のPoint

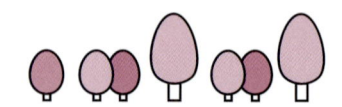

　高血圧治療ガイドラインには，薬剤誘発性高血圧の原因薬物と高血圧治療法について表のように記載されている．NSAIDsは，アラキドン酸カスケードにおいてシクロオキシゲナーゼを阻害し，プロスタグランジンの産生を抑制する．腎でのプロスタグランジン産生の抑制は，水・Na貯留と血管拡張の抑制を来すことから，血圧を上昇させる可能性がある．また，水・Na貯留は尿量の抑制につながることから，適応外使用で夜間頻尿の抑制を目的に使われることもある．

　痛み止めとしては，アセトアミノフェンが末梢でのシクロオキシゲナーゼ阻害作用がなく，血圧に影響を与える可能性が低いので，高血圧患者においては選択肢の一つとするとよいといえる．

　NSAIDsはOTC薬としても存在している．また，血圧を上げる可能性のあるOTC薬にはNSAIDsだけでなく，鼻炎用薬やかぜ薬に含まれる交感神経刺激成分などもある．患者自身が血圧を上げる可能性のある薬の服用を控える行動をとれるような情報提供が，薬局では必要である．それとともに，医師が得ているOTC薬関連情報は少ないと予測されることから，お薬手帳を介してOTC薬に関する情報を積極的に提供すべきである．

表　薬剤誘発性高血圧の原因薬物と高血圧治療法

原因薬物	高血圧の原因	高血圧治療への対策
非ステロイド性抗炎症薬 (NSAIDs)	腎プロスタグランジン産生抑制による水・Na 貯留と血管拡張抑制，ACE 阻害薬・ARB・β遮断薬・利尿薬の降圧効果を減弱	NSAIDs の減量・中止，使用降圧薬の増量，Ca 拮抗薬
カンゾウ（甘草） 　グリチルリチンを含有する肝疾患治療薬，消化器疾患治療薬，漢方薬，健康補助食品，化粧品など	11β-水酸化ステロイド脱水素酵素阻害によるコルチゾール半減期延長に伴う内因性ステロイド作用増強を介した水・Na の貯留と K 低下	漢方薬などの減量・中止，抗アルドステロン薬
グルココルチコイド	レニン基質の産生増加，エリスロポエチン産生増加，NO 産生抑制などが考えられるが十分には解明されていない	グルココルチコイドの減量・中止，Ca 拮抗薬，ACE 阻害薬，ARB，β遮断薬，利尿薬など
シクロスポリン，タクロリムス	腎毒性，交感神経賦活，カルシニューリン抑制，血管内皮機能障害	Ca 拮抗薬，Ca 拮抗薬と ACE 阻害薬の併用，利尿薬など
エリスロポエチン	血液粘稠度増加，血管内皮機能障害，細胞内 Na 濃度増加など	エリスロポエチンの減量・中止，Ca 拮抗薬，ACE 阻害薬，ARB，β遮断薬，利尿薬など
エストロゲン 　経口避妊薬，ホルモン補充療法	レニン基質の産生増加	エストロゲン製剤の使用中止，ACE 阻害薬，ARB
交感神経刺激作用を有する薬物 　フェニルプロパノールアミン，三環系抗うつ薬，四環系抗うつ薬，モノアミン酸化酵素阻害薬など	α受容体刺激，交感神経末端でのカテコールアミン再取り込みの抑制など	交感神経刺激作用を有する薬物の減量・中止，α遮断薬
抗 VEGF 抗体医薬など	細小血管床の減少，NO 合成低下，腎機能低下など	可能であれば該当薬の減量・中止，通常の降圧薬を用いる

（日本高血圧学会高血圧治療ガイドライン作成委員会 編：高血圧治療ガイドライン 2014, 129, 日本高血圧学会, 2014.）

○ こんなときは──

提案 NSAIDs・降圧薬の変更を医師に提案

　痛み止めを飲んだ時間をお薬手帳に記載し，また，血圧も朝と夜に測って手帳に記載し，次回受診時に医師に見せて相談するよう，患者に伝える。その内容を薬剤師も次回確認し，血圧への影響がある場合は，末梢でのシクロオキシゲナーゼ阻害作用がないアセトアミノフェンは血圧に影響を与える可能性が低いため，同剤への変更を医師に提案する。

　あるいは，本例のような処方ではNSAIDsがアンジオテンシンⅡ受容体拮抗薬であるブロプレス（カンデサルタン　シレキセチル）の効果を減弱する可能性がある。そのため，降圧薬をカルシウム拮抗薬に変更できないか提案する。

　痛み止めや降圧薬の変更が可能であった場合，あるいは変更にならなかった場合でも，家庭血圧を測定するよう説明する。

押さえておこう

血圧上昇に気をつける薬はさまざま

たとえば，こんな **服薬指導**

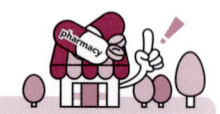

> 薬剤師：そうでしたか。痛み止めを毎日服用しないといけないほどの痛みでしょうか？　今回処方されている痛み止めは，服用すると血圧が上がる可能性があるのです。痛み止めの作用としては少し弱くなるかも知れませんが，他の薬に変更できないか先生に確認してみますね。

解説　家庭血圧の測り方について薬剤師として知っておきたいこと

　家庭血圧は1日2回，朝と晩，なるべく同じ時間帯に同じ条件・環境下で測定することが大切。朝は起床後1時間以内，トイレを済ませた後，朝食および朝の服薬前に。背もたれのある椅子に座って1～2分程度安静にしてから測定する。前かがみになったり，あぐらをかいたり，ソファーなどで腹圧がかかる姿勢では，血圧が高く出る可能性がある。

　晩は，夕食，入浴，トイレ，服薬などを済ませ，寝る前に。朝と同様，背もたれのある椅子に座って1～2分程度安静にしてから測定する（「店頭で便利なツール」参照）。

　いずれの場合も，①測定前に喫煙や飲酒，カフェインの摂取はしないこと，②測定前や測定中には会話をしないこと，③気温が高すぎるところや低すぎるところでは測定しないこと——などを守り，腕帯を心臓の高さに維持できる姿勢をとって測定する。

　腕帯が心臓の位置より高いと血圧は低く，心臓の位置より低いと血圧は高く出る。血圧測定の基準の位置は右心房であり，右心房より10cm低いと血圧は7mmHg高くなり，逆に10cm高いと血圧は7mmHg低くなるといわれている。腕帯の位置がずれていたり，巻き方が緩いと，圧迫が血管に伝わりにくく，血圧が高く出ることが多い。腕帯のマークが動脈にくるようにするのが正しい巻き方で，ひじに腕帯がかからないようにすることも大切。

　衣類はカッターシャツやニット1枚くらいなら，その上から測定したほうがよく，まくり上げると洋服が腕を圧迫したり，衣類があるので腕帯の位置が下がり正しく測定できなくなる可能性がある。

　測定回数は1機会あたり原則として2回とし，その平均値をとる。2回測る場合は，腕帯をもう一度巻き直し，2～3分たってから測る。1回しか測定しなかった場合は，その値をそのときの測定値とする。良い値が出ないと何回も測る人がいるようだが，緊張が和らぎ初回の測定値より血圧が低くなることが多いといわれている。「高血圧治療ガイドライン2014」でも，「1機会に4回以上の測定は勧められない」とされている。

　1回の結果にあまり一喜一憂しないで，測定を毎日続けることが大切。測定は週に5日以上行うように心がけ，その値を血圧手帳などに記録する。測定し忘れた場合は，その日を飛ばしても構わない。長く続けることが大切。記録したものは受診の際，医師に見せるようにする。薬の効き具合の確認や薬の種類や量の調節などを検討する際に役立つ。

　患者から「家で血圧を測ると，病院での結果と違う」と言われた場合でも，すぐに白衣高血圧や仮面高血圧と考えるのではなく，まずは正しく測定できているかの確認を忘れてはならない。

店頭で便利なツール

● 正しい家庭血圧測定

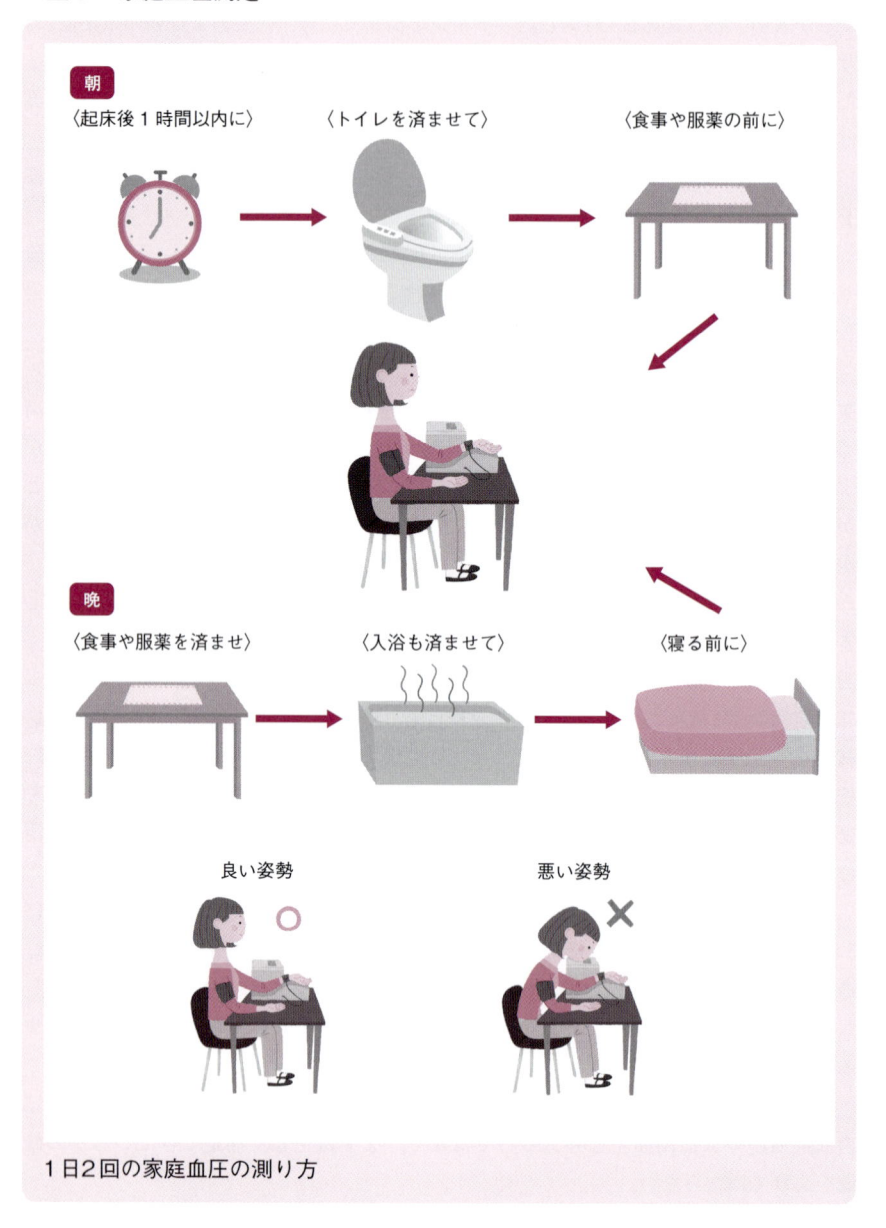

朝
〈起床後1時間以内に〉 → 〈トイレを済ませて〉 → 〈食事や服薬の前に〉

晩
〈食事や服薬を済ませ〉 → 〈入浴も済ませて〉 → 〈寝る前に〉

良い姿勢 ○　　悪い姿勢 ×

1日2回の家庭血圧の測り方

事例 15 関節リウマチにステロイドの継続処方

処方内容

プレドニン錠5mg	1錠
タケプロン OD 錠15	1錠
1日1回　朝食後　28日	
ロキソニン錠60mg	3錠
ムコスタ錠100mg	3錠
1日3回　毎食後　28日	
リウマトレックスカプセル2mg	3カプセル
1日2回　朝夕食後（水曜日）	
1日1回　朝　　（木曜日）　4日	
フォリアミン錠	1錠
1日1回　朝食後　（日曜日）　4日	
クレストール錠2.5mg	1錠
1日1回　夕食後　28日	

患者情報

- 65歳，女性
- 関節リウマチの患者。指関節の変形あり。痛みは，まだ完全にはとれていない。

ある日，薬局店頭で…

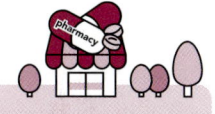

薬剤師：こちらの薬局にいらっしゃるのは初めてですね。プレドニンは，いつから飲んでいらっしゃるのですか。

患者：そうねぇ…。1年くらい前からかしら…。

薬剤師：今回のお薬以外にお飲みの薬はありますか。

患者：特にありません。

さあ，このケースで，あなたならどうする？？

現場の Question

:ステロイドが長期使用されているけれど，骨粗鬆症の対策はしなくていい？

考え方のPoint

　骨粗鬆症のなかでもステロイドが原因となる場合が多いことはよく知られており，ステロイド剤投与後数カ月は8〜12%，それ以降は2〜4%程度の骨量減少が認められるとされている。ステロイドを比較的大量投与した場合には骨吸収亢進も認められることがあるが，主には骨形成の低下であり，性別に関係なく，成人のみならず若年者でも認められる。このようなことから，ステロイドの使用は骨折の独立した危険因子であり，骨折リスクを2〜4倍に高めるとされている。特に問題なのは，通常の骨粗鬆症に比べて高い骨密度でも骨折が起こることで，骨量減少にとどまらず，ステロイドの骨質に及ぼす影響についても懸念が深まっている。

　ステロイド性骨粗鬆症に対する予防対策はすでに必須のものであるとの認識が高く，米国では1996年から管理ガイドラインが作られ，対策が進められている。国内でも2004年に，日本骨代謝学会により「ステロイド性骨粗鬆症の管理と治療ガイドライン」が策定され，厚生労働省や各学会が対策に乗り出している（2014年改訂）。

　つまり，ステロイド性骨粗鬆症の予防対策は，国内外をあげて，「しなくてもよいのだろうか？」というレベルではなく，すでに3カ月以上の使用が予定される段階から，視野に入れその対策が講じられるべきとされている。ステロイドの長期使用例で，骨粗鬆症の予防対策がとられていない場合は，患者の個人の問題や，医師の思惑を考える前に，ガイドラインの基準に沿って，ステロイドの投与量，期間，脆弱骨折の有無，YAMの値などを確認し，治療対象に該当する場合は，まず医師に疑義照会をして，予防対策についての方針を確認することが必要であるといえる。

押さえておこう

ステロイド長期使用時の骨粗鬆症対策は必須

○ こんなときは──

提案1　専門医への受診を勧める

　処方医への直接の疑義照会が難しい場合の一つの方法として，患者に骨粗鬆症の専門医，整形外科医への受診を勧め，骨密度や骨質などを診察してもらい，骨粗鬆症に対する予防対策について，判断を仰ぐことが考えられる。患者にとっては受診の負担が増えることになるが，処方医とは別に，骨粗鬆症の専門医のところで，予防対策について新たに考えてもらうことは決して無駄にはならないはずである。また，専門医の診断結果を持って処方医を受診し，骨粗鬆症について治療を相談するように勧めることもよいかもしれない。

提案2　お薬手帳を処方医への連絡手段として活用

　お薬手帳にステロイドの投与量や投与期間を書き込み，「骨粗鬆症の予防対策が必要である」とのメッセージを添えるという方法もある。また，整形外科への受診結果も手帳に記録してもらう。そのうえで，お薬手帳を処方医に見せるように患者に伝え，お薬手帳を通じて処方医に働きかけてはどうだろうか。

提案3　骨粗鬆症予防のためにもう一歩踏み込む

　ビスホスホネート系薬剤の登場により，大腿骨近位部骨折の発生頻度が低下したとの先進諸国からの報告がある一方，日本ではいまだにその傾向を示すデータは得られていない。高齢社会において，骨粗鬆症の早期発見・治療の介入はとても重要である。

　若い時に比べて2cm以上身長が低下した人では，脊椎の圧迫骨折の可能性が高い。また，骨粗鬆症は糖尿病とも密接な関係が指摘されている。高血糖状態が長く続くことで，糖化を受けた骨は新陳代謝が障害され，骨質が低下し，骨折する危険性が高くなっていると考えられている。このほか，糖尿病性網膜症に伴う視力低下や糖尿病性神経症に伴う筋力低下などによる転倒リスクの増大などがあることから，糖尿病患者では，より早い段階から骨粗鬆症の治療を開始することが望まれている。

　薬局でも骨粗鬆症の治療が必要だと考えられる患者に対して積極的に働きかけることが重要である。そのためのツールの一つとして，93頁で紹介するFRAXが活用できる。

たとえば、こんな 服薬指導

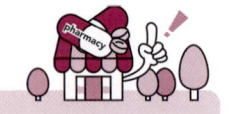

薬剤師：いつも飲んでいらっしゃるプレドニンは，長く飲んでいると骨粗鬆症になる危険性が高くなるといわれているのですが，先生から何かお聞きになっていますか。

患者：以前，薬を飲んだけれど胸焼けがしたりして，薬が合わなかったから，やめたのよ。

薬剤師：今は骨粗鬆症の薬も新しいものがいろいろ出てきていて，1カ月に1回飲むだけでよいものや注射も出ていますから，骨折して寝たきりになったりしないように，一度，整形外科で骨密度などの検査を受けてみてはいかがですか。その結果はお薬手帳に書いておくとよいと思います。手帳には薬局からのコメントも書いておきますので，次回の受診のときに先生に見せていただけますか。

事例 15

店頭で便利なツール

● FRAX（骨折リスク評価ツール）

　FRAX（Fracture Risk Assessment Tool；骨折リスク評価ツール）は，骨折の危険性を定量的に評価するためにWHOで提唱されているもので，年齢，性別，身長，体重や骨折歴のほかリスクファクターなどを入力することで，今後10年間の骨折確率が算出することができる。骨密度が明らかな場合と不明の場合のそれぞれについて評価できるようになっており，ウェブサイト上（http://www.sheffield.ac.uk/FRAX/tool.aspx?lang=jp）で日本語でもアクセス可能である。

　10年間の骨折確率が15％以上であれば治療の対象となるとされている。また，FRAX使用の対象は40〜90歳とされるが，65歳以下で骨折の確率が15％以上になることは少なく，75歳以上では非常に多くなることから65〜75歳に適した基準であるとの指摘もある。

　さらに，上記のウェブサイトでは国別に，FRAXに基づく50歳以上の男性・女性の10年以内の大腿骨近位部骨折の発生リスク，あるいは10年以内の主な骨粗鬆症骨折（脊椎，前腕，股関節部あるいは上腕の臨床的な骨折）の発生リスクがわかる図表がダウンロードできるようになっており，薬局内などでも利用できる。

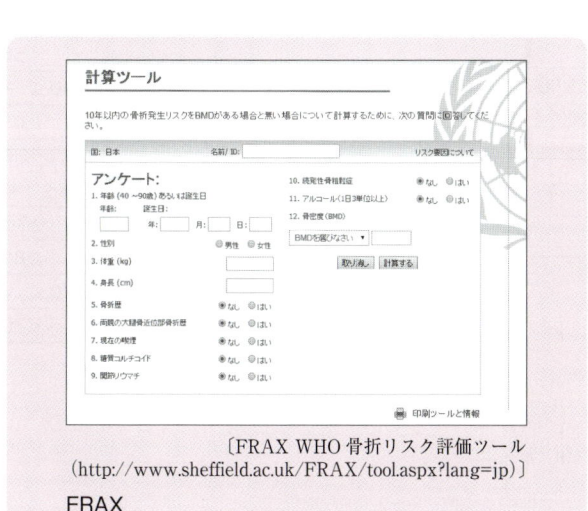

〔FRAX WHO 骨折リスク評価ツール
（http://www.sheffield.ac.uk/FRAX/tool.aspx?lang=jp）〕

FRAX

ステロイド性骨粗鬆症の管理と治療ガイドライン

　ステロイドによる骨粗鬆症は，ステロイドの投与による消化管からのカルシウムの吸収抑制と，その結果，副甲状腺ホルモンの分泌亢進により骨吸収が促進すること，さらに骨芽細胞抑制による骨形成の阻害，性腺ステロイドホルモンに対する阻害作用など複数の機序によって発現するとされる。

　その対策として国内で策定された「ステロイド性骨粗鬆症の管理と治療ガイドライン2014改訂版」は，日本人のデータを取り入れたもので，ステロイド性骨粗鬆症の治療開始基準は，経口ステロイドを3カ月以上使用中または使用予定がある既存骨折，年齢，骨密度，ステロイド投与量などもスコア化し，3点以上の患者に対して薬物療法を行う。

　YAMも一般の骨粗鬆症が70%未満であるのに比べるとはるかに高いことに驚かされるが，これらすべてに根拠がある。国内例の解析では，ステロイド投与による骨折例と非骨折例の腰椎骨密度のカットオフ値は76.8%，国外データのメタアナリシスではあるが，骨折リスク増大の閾値は，プレドニゾロン換算で5mg/日，骨折発生率が最大となるのは使用開始後3〜6カ月であることが確認されている。対策の

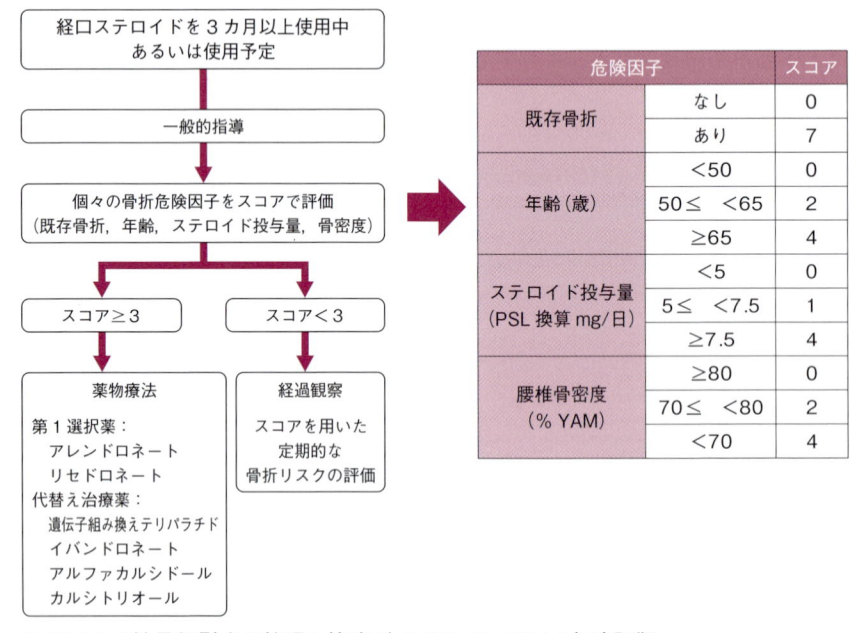

危険因子		スコア
既存骨折	なし	0
	あり	7
年齢（歳）	<50	0
	50≦ <65	2
	≧65	4
ステロイド投与量 （PSL換算 mg/日）	<5	0
	5≦ <7.5	1
	≧7.5	4
腰椎骨密度 （% YAM）	≧80	0
	70≦ <80	2
	<70	4

経口ステロイドを3カ月以上使用中
あるいは使用予定
↓
一般的指導
↓
個々の骨折危険因子をスコアで評価
（既存骨折，年齢，ステロイド投与量，骨密度）
↓
スコア≧3 → 薬物療法
第1選択薬：
　アレンドロネート
　リセドロネート
代替え治療薬：
　遺伝子組み換えテリパラチド
　イバンドロネート
　アルファカルシドール
　カルシトリオール

スコア<3 → 経過観察
スコアを用いた定期的な骨折リスクの評価

ステロイド性骨粗鬆症の管理と治療ガイドライン2014年改訂版

中心は薬物治療であり，第1選択薬はビスホスホネート系製剤（アレンドロネート，リセドロネート），代替治療薬としては，遺伝子組み換えテリパラチド，イバンドロネート，アルファカルシドール，カルシトリオールが挙げられている。これに食事や運動などの生活指導が加わる。

解説　ステロイドの副作用として注意が必要な大腿骨頭壊死

　大腿骨頭壊死とは，大腿骨頭の一部が血流の低下によって壊死（骨が腐った状態ではなく，血液が通わなくなったために骨組織が死んだ状態）に陥ったものをいう。骨壊死が起こっただけでは痛みは生じず，壊死した部分がつぶれることによって痛みが出現する（骨壊死の発生と痛みの出現には時間差がある）。

　経口ステロイド薬の服用と大量飲酒の習慣がリスクファクターとされているが，全身性エリテマトーデス，喘息，ネフローゼ，血液疾患といった基礎疾患があり，比較的多量の経口ステロイド薬の使用で発症頻度が高くなることが報告されている（経口ステロイド薬1日平均15mg以上の服用でリスクは4倍）。

表　各診療科におけるステロイド使用例の原疾患（主要3疾患）

診療科 （例数）	主要3疾患（例数）		
全科 (2,368)	アレルギー性鼻炎 (463)	関節リウマチ (407)	アトピー性皮膚炎 (183)
内科 (1,359)	アレルギー性鼻炎 (218)	関節リウマチ (209)	全身性エリテマトーデス (144)
外科 (176)	アレルギー性鼻炎 (31)	臓器移植後 (25)	アトピー性皮膚炎 (16)
整形外科 (237)	関節リウマチ (188)	アレルギー性鼻炎 (10)	気管支喘息 (5)
耳鼻咽喉科 (193)	アレルギー性鼻炎 (162)	気管支喘息 (14)	突発性難聴 (4)
皮膚科 (365)	アトピー性皮膚炎 (125)	蕁麻疹 (52)	アレルギー性鼻炎 (24)

(Kirigaya D, Nakayama T, et al.: Management and treatment of osteoporosis in patients receiving long-term glucocorticoid treatment: current status of adherence to clinical guidelines and related factors. Intern Med, 50: 2793-2800, 2011.)

＊ステロイドが使用される主要3疾患，これらの処方を受けたらステロイドの使用頻度を考え骨粗鬆症対策についても検討することが大切となる。

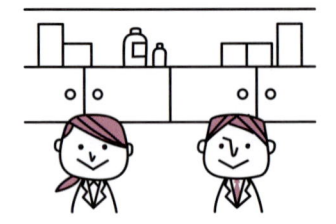

事例 16　抗生物質が長期処方されている小児

処方内容

セフゾン細粒小児用10%	1.0g
1日3回　毎食後　7日	
ペリアクチンシロップ0.04%	8mL
ムコダインシロップ5%	6mL
1日3回　毎食後	7日
ホクナリンテープ0.5mg	7枚
1日1回　就寝前　貼付	

患者情報

- 2歳，男児
- 2週間ぐらい前から，咳，鼻水などのかぜ症状あり。日中は熱が下がるが，夜間に38℃以上になるという状態を繰り返し，なかなか治らない。
- かぜのような症状で小児科を受診。セフェム系抗生物質を1週間服用したが，再受診でさらに1週間分が処方された。

ある日，**薬局店頭**で…

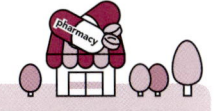

薬剤師：今日も抗生物質が出ていますね。処方された分は飲みきるようにしてくださいね。

患者：あの…，またこの薬を飲まないといけないんでしょうか？　ずっと同じ薬を飲んでいて大丈夫ですか？

さあ，このケースで，あなたならどうする？？

現場の Question

:• 抗菌薬が漫然と投与されているだけでは？

考え方のPoint

●抗菌薬投与は原則2週間以内

　セフェム系抗生物質に限らず，ほとんどの抗生物質の添付文書には，用法・用量に関連する使用上の注意として「耐性菌の発現等を防ぐため，原則として感受性を確認し，疾病の治療上必要な最小限の期間の投与にとどめること」と記載されている。抗菌薬使用に関するさまざまなガイドラインで「同一抗菌薬の投与は14日間以内を原則とする」とされ，長期投与について注意が喚起されている。

　薬剤師の常識からみれば，効果が不十分な抗菌薬を2週間以上投与するのは，耐性菌や菌交代症を誘導する可能性もあり，まず考えにくい。忙しい外来診療のなかで原因菌の同定が十分行われているかは不確かで，漫然とした抗菌薬の投与ではないかと悩むことも多い。

●質問の裏にある疑問はさまざま

　一方，「ずっと飲んでいて大丈夫か？」という質問の背景には，「飲んでいてもあまりよくならないが，このまま同じ薬を飲み続けていてよいのか？」，「こんなに長く飲んでいて副作用は大丈夫か？」といった効果や安全性などに対するさまざまな疑問があると思われる。病状が長引いている場合は，焦燥感などが入り混じり，患者自身あるいは保護者は焦点の定まらない漠然とした不安を抱いていることも少なくない。薬剤師としては，母親の質問をそのまま医師に投げかけるのではなく，その背景にある問題点を整理し，薬剤師として確認すべき問題に焦点を絞って問い合わせるように心がけることが大切だと考える。

　問題点を整理していくなかで薬剤師として対応できる部分があれば，もちろん医師に確認するまでもなく説明すべきである。例えば，医師の説明で服用の必要性について納得していても，副作用への不安がぬぐえない場合は，腸内細菌叢の抑制による下痢や，ビタミンB群・K欠乏症，菌交代症によるカンジダ症などについて説明し，予防対策や初期症状に対する注意を促して，不安を和らげるようにしてもよいだろう。医師へ問い合わせるにしても，これらの説

明を行ったうえで，耐性乳酸菌製剤の使用の可否などを確認すれば，問題点がはっきりし，対応しやすくなるはずである。

一方，効果に対する疑問がある場合，前回から症状は改善したかどうか，自他覚症状の改善や解熱の程度などを確認してもよいが，検査データなどがないなかで薬剤師として有効性の有無を確実に判断するのは簡単ではない。ただし，小児科の患者の場合は，薬をきちんと飲めていない場合があるので，少なくとも服用の可否については十分に確認し，そのうえで，服用継続に関する説明の仕方を医師に確認すべきだろう。その場合も，"効果があるのか"と直接的に問い合わせるのではなく，「よくわからないのでお伺いしますが…」というように，まずは医師の治療方針を聞くという姿勢を示すことが大切だといえる。

こんなときは——

提案1 地域ぐるみの情報交換で問題を共有・解決

いろいろな思いはあっても，まずは冷静に，薬剤師側から見えない患者の状況なども配慮し，医師に教えてもらうという態度で臨むように努めたい。

ただし，医師の治療内容に関する質問は，その場で十分に対応できないことも多く，近隣の医療機関であれば，医師や薬剤師にゆとりがある時間帯に連絡をとり，日頃から問題となっていることについて，医師の考えを確認できるように働きかける必要があるのではないだろうか。

特に，耐性菌の発現を抑えるための抗菌薬適正使用のような問題は本来，その地域ぐるみで取り組むべきテーマであり，1人の患者の処方に対する疑義照会を通じて簡単に解決するものではない。このような情報交換を通じ，抗菌薬の使用に関する問題点が相互に確認され，地域での適正使用への取り組みのきっかけにすることができれば望ましいといえる。

提案2 患者から医師・薬剤師に疑問点を確認してもらう

患者に対しては，抗菌薬の作用や適正使用に関する情報を日頃から積極的に提供し，治療に疑問がある場合は，医師や薬剤師に積極的に確認するように勧めるのもよいだろう。

その際，"医師に確認すべき問題"と"薬剤師に確認すべき問題"を整理して説明し，疾病の状態や治療方針などついては，患者から医師に直接確認しても

らい，薬剤師からの疑義照会を減らすように努めることも大切だろう。

提案3 **抗生物質の服用記録をお薬手帳に**

　抗生物質の効果や副作用を確認するため，服用後の発熱や下痢などの状態をお薬手帳に記載できるようにし，次回の受診時に医師に見てもらうよう患者に勧めてもよいだろう。

　同じ抗生物質の処方が長期に続く場合は，服用期間を手帳に書き込み，薬剤師からのコメントなどを添えて患者から医師に確認してもらうのも一つの方法である。

押さえておこう

患者の不安の背景を確認し，問題の焦点を絞って医師に確認を

たとえば，こんな 服薬指導

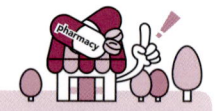

薬剤師：同じ薬が続いていますから，心配ですよね。念のために確認させていただきますが，飲み忘れたりすることはありませんか。あるいは，飲んだけど吐き出してしまったとかはありませんか。

患者：はい。毎日3回きちんと飲めています。でも，なかなかよくならないみたいで…。それに，下痢ぎみで副作用ではないかと心配なんです。

薬剤師：下痢が続くのはつらいですよね。では，医師の先生には薬局から連絡してみますが，お薬手帳にもメモを書かせていただきますので，次に受診されるときに先生に見せていただけますか。

事例 17 痒みに対しステロイドが長期処方

処方内容

フスコデ配合錠	6錠
ダーゼン錠5mg（販売中止）	3錠
ムコダイン錠250mg	3錠
1日3回　14日	
セブンイー・P配合カプセル（販売中止）	3カプセル
1日3回　食直後　28日	
セレスタミン配合錠	1錠
1日1回　就寝前　28日	

患者情報

- 49歳，女性
- 風邪をひきやすく，よく咳や鼻水が出る。胃もあまり丈夫ではないようで，少し食べ過ぎると，すぐに胃がもたれたり胸焼けしたりする。セレスタミン配合錠は，前回に続いて今回も処方されている。

ある日，薬局店頭で…

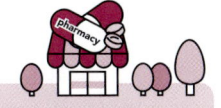

薬剤師：こんにちは。今日は咳止めが出ていますね。

患者：ええ。咳が出るのでね。この薬（セレスタミン配合錠）が欲しかったので，ついでに咳も診てもらったんですよ。

薬剤師：何かアレルギーがあるのでしょうか？

患者：アレルギーかどうかはわかりませんが，夜お布団に入ると体が痒くなるし，その薬（セレスタミン配合錠）は飲むとよく眠れるので，先生に出してもらっているんです。前回の分は昨日で飲みきってしまったので，今日もお願いしました。

さあ，このケースで，あなたならどうする？？

現場の Question

:・ステロイド長期使用への対応は？

○ 考え方のPoint

　セレスタミンは1錠中にベタメタゾン0.25mg, d-クロルフェニラミンマレイン酸塩2mgを含有する配合剤である。ステロイド剤であり，プレドニゾロンに換算すると1錠中に2.5mgが含まれることになる。これは健常人の非ストレス時の生理的分泌量の1/2に相当するホルモン量であるが，ベタメタゾンはプレドニゾロンに比べて半減期が長いため，副腎皮質に対する抑制効果はより強くなる可能性があると予測される。

　いずれにしても副作用には厳重な注意が必要で，不必要な長期使用は避けるべきである。クロルフェニラミンが含有されているため飲むと眠くなるが，睡眠薬代わりに使っているとしたら，極めて問題のある使用といえる。薬剤師は，気づいた時点ですぐに疑義照会を行い，長期処方となっている理由を確認すべきである。

　そして，説明に納得がいかない場合は，疑義照会後も処方が継続されたとしても，患者にステロイド剤の長期服用の危険性を伝え，適切な対応が必要であることを理解してもらわなくてはならない。ステロイド剤を含むことが患者に説明されないまま，アレルギーの薬として処方されている場合がいまだにあるようだが，薬に関する基本的な説明はないがしろにすべきではない。

　一方，服用量や期間にもよるが，ステロイド剤をいきなり中止することで離脱症状が引き起こされる危険も予測される。一般的には，ステロイドを急にやめても問題ないのは5日間（プレドニゾロン40mg/朝1回投与の場合）といわれており，7日間以上使用した後の急な中断による疲労感を強く感じることがあるので注意が必要となる。

🔾 こんなときは──

提案1 ステロイド使用について患者に正しい薬識を

　セレスタミンが処方されている患者に対しては，どのような場合でも，ステロイド剤が配合されていることを伝え，その効果を説明するとともに，安全性に十分な注意が求められることを説明する必要がある。患者には自分自身の薬を正しく知る権利があり，それを守るためにも，薬剤師として適切に情報を提供しなければならない。

　セレスタミンの長期使用が問題となった事例では，ステロイド剤が配合されていることを患者が知らず，また，良い効果が得られるため患者のほうから処方を希望し，結果的に長期の服用につながったことが報告されている。セレスタミンの服用が必要な場合も，短期間の使用が原則である。不必要な長期使用に関する疑義照会をなくすためには，患者自身が薬の効果ばかりに目を奪われず，薬剤について正しい知識をもつことができるように，努力を惜しむべきではない。

提案2 ステロイド使用を手帳に明記し，患者・医師に注意喚起

　お薬手帳に薬剤名を記載する場合，配合剤の場合は必ず成分名も併記する。セレスタミンの場合は，ステロイドであることも明記したほうがよい。また，服用量や服用期間，薬剤師のコメントも記入し，ステロイドの長期使用に対し，患者・医師への注意を喚起するとよいだろう。

> 押さえておこう

ステロイド長期使用は見逃すな！　まずは医師に理由を確認

たとえば，こんな 服薬指導

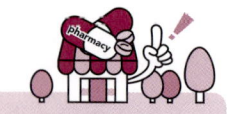

薬剤師: このセレスタミンという薬はステロイドが含まれているのですが，先生からそのような説明は受けていますか？

患者: そういえば，聞いた気はするけど…。

薬剤師: ステロイドを長い期間使う場合は副作用に十分な注意が必要になります。皮膚が痒くて眠れない場合はスキンケアや他の抗ヒスタミン剤で十分効果を期待できると思いますよ。ステロイド以外に替えることもできると思いますが，処方した先生に薬局から相談させていただいてもよろしいでしょうか？

メモ

解説　副腎皮質ステロイド剤の副作用

ステロイド恐怖症の患者も

　副腎皮質ステロイド剤は，生体内の副腎皮質ホルモンを原型とした薬剤で，強力な抗炎症作用，免疫抑制作用をもち，また，糖質コルチコイド様作用，鉱質コルチコイド様作用，男性ホルモン様作用など，生体に対して多彩な作用を示す。臨床上は，副腎皮質機能不全に対する補充療法以外にも，抗炎症作用，免疫抑制作用などに基づき，ネフローゼ，慢性関節リウマチ，膠原病，気管支喘息，アトピー性皮膚炎など，さまざまな疾病の治療に使用され，臨床上の有用性は高い。

　しかし，その一方で，生体に対するさまざまな作用から，副作用の発現頻度も高く，重篤な副作用が多い。患者のなかにはステロイド恐怖症となり，ステロイドと聞いただけで使用を拒否する患者も存在する。そこで，患者に不安を与えないように，ステロイドが含まれていることを説明しないまま投薬されることもあり，問題となる。

副作用の種類

　一般的に副腎皮質ステロイド剤の副作用は，その重篤度から，生命に関わることもある重篤なもの（感染症の誘発，副腎皮質機能不全，糖尿病の発現，消化性潰瘍・消化管出血など）や，骨粗鬆症，不眠やうつなども問題となる。軽微な副作用とされるものには，ムーンフェイス，野牛肩，にきび，多毛症，体重増加などが挙げられ，これらは確かに重篤ではないものの外見の変化を伴うものが多く，患者に精神的な苦痛を与えることを忘れてはならない。

　副腎皮質ステロイド剤は治療上必須で，長期的な服用が必要であることが多いため，副作用が発現しても簡単には投与を中止できず，副作用対策は重要な問題となる。特にメジャーな副作用に対しては，実際の医療現場では，さまざまな対応方法が検討され，副作用の軽減化を図りながら，治療を継続する努力が続けられている。

店頭で便利なツール

副腎皮質ステロイド薬を服用中の患者で確認したいこと

●食欲・胃の痛みなど

　副腎皮質ステロイド製剤による胃粘膜障害により胃痛や食欲不振を感じることがある。ただし，食欲不振は精神症状の副作用であるうつ症状の可能性もある。また，逆に食欲亢進の副作用も知られており，食事量が増え，体重増加や血糖値の上昇を増悪させることもあるため，食事の内容の変化についても確認し対応する。

●倦怠感，不眠，頭痛など

　副腎皮質ステロイド製剤による精神症状としては，うつ症状，多幸感などが知られている。また，倦怠感は，低カリウム血症による可能性も考えられる。さらに，倦怠感は副腎皮質ステロイドの急激な中断によっても引き起こされるので，注意が必要である。

●発熱

　副腎皮質ステロイド製剤の免疫抑制作用により，感染症にかかりやすくなる可能性がある。発熱などの症状がみられた場合には，すぐ医師，薬剤師に連絡するように伝える。副腎皮質ステロイドは，ホスホリパーゼA_2阻害作用によるプロスタグランジン合成阻害作用があるため，ある程度の発熱や痛みに対しては，鎮痛・解熱作用がある。そのため，副腎皮質ステロイドを服用していても発熱がある場合は，重篤な感染症を併発している可能性がある。

事例 18　コデインが長期処方されている喘息患者

処方内容

フランドル錠20mg	2錠	マグラックス錠330mg	3錠
ムコスタ錠100mg	2錠	ウルソ錠100mg	3錠
1日2回　朝・夕食後　28日分		1日3回　毎食後　28日分	
タケプロンOD錠15	1錠	テオロング錠100mg	1錠
アダラートCR錠20mg	1錠	ベンザリン錠5	1錠
プラビックス錠75mg	1錠	1日1回　就寝前　28日分	
1日1回　朝食後　28日分			

以上，一包化

濃厚ブロチンコデイン配合シロップ	6mL
セネガシロップ	5mL
1日3回　毎食後　28日分	

患者情報

- 77歳，女性。高血圧，狭心症（心筋梗塞の既往歴あり），気管支喘息
- 身の周りの世話は息子がしているが，薬は本人が管理し飲んでいる。

ある日，薬局店頭で…

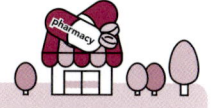

薬剤師：こちらの薬局は初めてですね。咳止めが出ていますが，風邪ですか？

患者：昔から喘息もちなのよ。出始めると止まらなくて…。

薬剤師：それはつらいですね。

患者：ええ。時々，夜中にひどくなって眠れないこともあって。でも，その咳止めは，よく効くから助かっているわ。ここ1〜2年は毎回出してもらっているのよ。

さあ，このケースで，あなたなら どうする？？

現場の Question

:・濃厚ブロチンコデインの長期処方で，依存性の問題があるのでは？

○ 考え方のPoint

　濃厚ブロチンコデイン配合シロップは，1mL中にコデインリン酸塩水和物を10mg含む製剤。通常は1回15〜20mgのコデインを1日3回飲むことになる。依存性形成のおそれがあることから，長期使用は厳禁。数年に及ぶ継続処方など通常はあり得ない。薬歴やお薬手帳から可能な限り服用期間を正確に算出し，患者の服薬状況や現在の症状を確認したうえで，必ず疑義照会を行い，中止に向けた対応をとらなくてはならない。

　慢性の咳が続き，患者自身がコデインの処方を希望しているケースもあるだろう。その場合でも，まず患者に長期服用の危険性を説明し，中止すべきであることを納得してもらわなければならない。慢性の咳にはコデイン以外での治療が必要となる。薬剤師は，あいまいな態度は避け，"この状態をすぐに何とかしなければいけない"という危機感をもって対応にあたるべきである。疑義照会はコデインの中止を前提に行う。医師と直接話し，急激な中止による退薬症状が予想される場合には，その対応についても相談する。コデインなど依存性のある薬剤の調剤には，細心の注意をもってあたりたい。

こんなときは――

提案 患者も巻き込み依存性薬剤の長期使用対策

　薬剤の適正使用を進めるために，医師や薬剤師の努力が必要であることはいうまでもないが，それとともに患者に薬の正しい知識をもってもらうことも大切である。特に，依存性のある薬剤については，その危険性を服用初期から患者に説明し，たとえ症状が治まらなくても，連用は何の利益にもつながらないことを伝えるべきである。

　そして，その旨をお薬手帳にも記載し，飲み始めた日や飲んでいる期間が患者自身にも確認できるように工夫する。また，医療機関や薬局が替わっても，その記録が途切れないように配慮する必要もある。少なくとも，このような問題のある処方が患者の強い希望により続けられることは避けなくてはならない。

> 押さえておこう

依存性については患者にも正しい知識を

たとえば，こんな 服薬指導

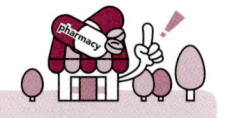

薬剤師：咳止めを1～2年お使いになっているということですが，こちらの薬は毎日お飲みですか？

患者：飲まないと咳が出る気がして…。

薬剤師：そうですか。こちらの咳止めは，咳が出てからお飲みになればいいので，今はもう咳が出ていないなら，少しお休みしてみてはいかがでしょうかね。どう対応したらいいか先生に確認してみますね。

解説　コデインの代謝と依存性形成

　コデインは体内でモルヒネに代謝されて鎮咳・鎮痛作用などを発現するが，モルヒネに代謝されるのは10〜15％，鎮痛効果はモルヒネの約1/6とされる。弱オピオイドに位置づけられ，副作用も依存性形成もモルヒネより弱いと考えられている。だが，これはあくまでもモルヒネとの比較であり，コデイン自体に依存性形成作用があることに変わりはない。

　コデインのモルヒネへの代謝にはCYP2D6が関与する。遺伝子多型があり，日本人ではpoor metabolizer（PM），ultra-rapid metabolizerがそれぞれ1％前後存在する。また，代謝能がPMほど低くはないものの，通常のextensive metabolizerの50％程度しかないintermediate metabolizer（IM）は約40％とされ，個人差が存在する。IMが多いため依存性形成も予想するほど重大な問題となってはいないのかもしれないが，わずかであれultra-rapid metabolizerが存在することも忘れてはならない。

事例 19 芍薬甘草湯の長期処方

処方内容

> ツムラ芍薬甘草湯エキス顆粒　　　　　7.5g
> 1日3回毎食前服用　30日分

患者情報

- 74歳，女性
- こむら返りのため，前回も同一の処方が30日分出されている。

ある日，薬局店頭で…

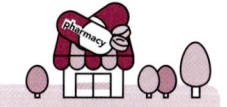

薬剤師：前回と同じ漢方薬が出ていますが，こむら返りは起こっていませんか？　お薬は指示された通りお飲みですか？　お薬は残っていませんか？

患者：きちんと飲んでいますよ。薬は残っていません。
このお薬のおかげよね…。こむら返りは起こっていません。

薬剤師：そうですか。それはよかったですね。
顔がむくんだり，気になることはありませんか？　血圧はいかがですか？

患者：少し高めだけど，これくらいなら大丈夫と言われたから…。

薬剤師：こむら返りが起きていないなら，そろそろやめてもいいかもしれませんね。

患者：先生にも，そろそろいらないと言われたけど，心配で…。

薬剤師：そうですか。でも，副作用も心配ですから…。少し先生と相談してもいいですか？

さあ，このケースで，あなたなら どうする？？

現場の Question

こむら返りに対する芍薬甘草湯の使い方は？

考え方のPoint

● 芍薬甘草湯の添付文書の記載内容

　芍薬甘草湯は「急激に起こる筋肉の痙攣を伴う疼痛、筋肉・関節痛、胃痛、腹痛」に適応がある。通常は成人1日7.5gを2〜3回に分割し、食前または食間（食後2時間くらい）に服用することとされている。

　本例は、こうした効能・効果、用法・用量を逸脱しているわけではなく、また、大幅な血圧上昇や顔のむくみなども問題になっていない。しかし、この患者は74歳と高齢の女性。このように連用してよいかどうか疑問であり、副作用の偽アルドステロン症の発現も心配である。

● 偽アルドステロン症とは

　アルドステロンは副腎から分泌され、体内に水分と塩分（ナトリウム）を貯めこみ、カリウムを排泄させて血圧を上昇させる方向に働くホルモンである。これが過剰に分泌されると、高血圧やむくみ、低カリウム血症などを起こすものを「アルドステロン症」というが、偽アルドステロン症は、このアルドステロンの分泌が増えているわけでもないのに、アルドステロン症と同じような症状を呈するものである。水分とナトリウムの体内貯留およびカリウムの体外排泄が促進されるため、血圧上昇やむくみ、手足のしびれや脱力をはじめ、筋肉痛、倦怠感、のどの渇き、動悸、吐き気、食欲低下など、さまざまな症状が現れる。

　偽アルドステロン症の原因物質は、甘草とその主成分であるグリチルリチン類。グリチルレチン酸（グリチルリチン酸の代謝産物）が11β-水酸化ステロイド脱水素酵素（11β-HSD）タイプ2の活性を抑制するため、コルチゾールからコルチゾンの変換が阻害される。過剰になったコルチゾールはミネラルコルチコイド受容体に作用して、ミネラルコルチコイド様作用を発現。これにより、ナトリウム再吸収の促進、カリウム排泄の増加が起こると考えらえている。

　甘草やグリチルリチン類での偽アルドステロン症は、長期服用者（ただし、服用3カ月以内での発症が約4割を占める〔重篤副作用疾患別対応マニュアル　偽アルドステロン症、厚生労働省参照〕）、女性、高齢者、小柄な人での発症が

多いとされているが，甘草・グリチルリチン類の少量摂取でも偽アルドステロン症を発症した例もあり，「仁丹」を1日100〜130粒，5年間にわたって摂取していた男性が偽アルドステロン症を発症したとの報告もある。

● **一般的なこむら返りへの使用法**

こむら返りは限局性の有痛性筋痙攣で，普段は健康な人でも，過激な運動をしたとき，大量の汗をかいたとき，水泳をしているときなどに，一時的に起こることがある。頻繁に起こるようであれば，慢性肝疾患，糖尿病，尿毒症，循環器疾患などが疑われるため，検診を受けたり医師に相談するよう助言するとよいだろう。また，夏などの高温環境下においては，脱水から引き起こされることもある。高齢者を中心に夜間に起きることが多く，不眠や不安の原因にもなる。

こむら返りに即効性のある漢方薬として知られているのが，芍薬甘草湯である。芍薬のペオニフロリンがCaイオンの細胞内流入を抑え，甘草のグリチルリチン酸がKイオンの流出を促進。この2つの作用により筋弛緩作用がもたらされると考えられている。

こむら返りに対する芍薬甘草湯の使い方としては，こむら返りが起こったときに頓服する，寝る前に1〜2包を服用するといった方法が一般的のようである。

これらを総合的に判断して薬剤師としてすべきことは，まず，偽アルドステロン症の症状を見逃さないことである。主な症状を**表**に示す。むくみやだるさなどは，薬剤師が目視でも確認する。手足を動かしにくそうにしていないか，だるそうではないかなど，患者の様子もさりげなく観察する。また，このような症状を感じたら，すぐに連絡してもらうよう，あらかじめ説明しておくことも大切である。

「偽アルドステロン症かも」と感じたときや，その発生の防止には，やはり服用回数の変更の実施などを提案してみるべきである（例えば，1日3回から就寝前のみに）。ただし，患者は1日3回服用することで精神的な安心が得られて

表 偽アルドステロン症の主な症状

・むくみ　・急激な体重の増加　・血圧の上昇　・手足のしびれやこわばり
・手足の脱力感　・こむら返り　・筋肉の痛み　・体のだるさ
・食欲の低下　・吐き気　・のどの渇き　・赤褐色の尿
・体を動かすと息苦しい　・糖尿病の悪化など

いるといったケースもあるかもしれない。そういった患者の事情や思い，医師との信頼関係などにも配慮して，丁寧に説明し，十分に理解してもらったうえで適切な対応をとるべきである。

○ こんなときは――

提案 こむら返りが起こったときだけの服用の提案

　こむら返りに対する処方であれば，長期連用するのではなく，こむら返りが起こったときに頓服，寝る前に1〜2包を服用といった方法がよいといえる。疑義照会にて，用法を医師と一緒に検討すべきである。また，患者に対しては，偽アルドステロン症のような症状が出ていないかを確認すべきである。

たとえば，こんな 疑義照会

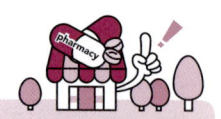

薬剤師：芍薬甘草湯の処方についてですが，今はこむら返りは起きていないということなので，偽アルドステロン症の副作用も心配ですから，こむら返りが起こった時に頓服で使用していただくように変更できないか，ご検討ください。

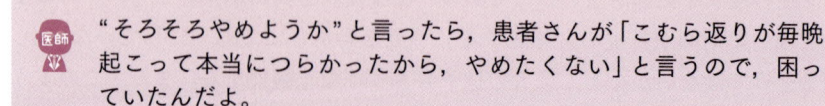

医師："そろそろやめようか"と言ったら，患者さんが「こむら返りが毎晩起こって本当につらかったから，やめたくない」と言うので，困っていたんだよ。

薬剤師：そうでしたか。では，夜寝る前にだけ飲んでいただいて，それでこむら返りが起きなかった場合は次に頓服で，というように段階を追ってやめられるように，患者さんに提案させていただいていいですか。

医師：では，1日1回2.5gを寝る前にということで15日分にしてください。

押さえておこう

芍薬甘草湯の連用は偽アルドステロン症に注意

事例 20 肩こりに悩む喘息患者

処方内容

シングレア錠10mg	1錠
1日1回　就寝前　30日	
ムコダイン錠500mg	3錠
1日3回　毎食後　30日	
キュバール100エアゾール	1本
1日2回　噴霧吸入	

患者情報
- 30歳, 女性
- 気管支喘息だが, 発作は現在ほとんどなく, 体調はよい。

ある日, 薬局店頭で…

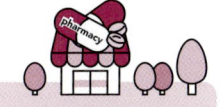

薬剤師: 今回もいつもと同じ薬が出ていますね。お変わりはありませんか？

患者: ええ。最近は発作も出ないし, 喘息のほうは調子がいいんですが…。

薬剤師: それはよかった。他には何か気になることがありますか？

患者: 最近, 肩こりがひどくて, 整形外科に行ってこようと思って…。

さあ, このケースで, あなたなら どうする？？

現場の Question

:・喘息治療中の人への消炎鎮痛薬の使用は？

○ 考え方のPoint

　この場合に最も問題となるのは，アスピリン喘息と消炎鎮痛薬使用との関係性だろう。薬局では，まず患者本人に喘息の病歴や治療状況を聞き，アスピリン喘息の可能性を検討する。これまでの消炎鎮痛薬の使用経験や使用時の状況などを詳細に尋ね，薬剤の使用による喘息発作誘発のリスクを考える。そして，明らかにアスピリン喘息と診断されている場合は，医師から薬剤の使用に関する注意を与えられていると思われるので，その指導内容も確認する。それと同時に，痛みの具体的な状況や薬剤の必要性も検討し，患者の質問の背景を把握するように努める。

　これらの質問や検討の結果として，喘息はあるがアスピリン喘息の有無は不明であったり，消炎鎮痛薬の使用歴も不明確だったりすることがある。薬剤の使用について疑問が残る場合には疑義照会を行い，痛みの状況を医師に伝え，喘息患者への消炎鎮痛薬含有貼付剤の使用の可否を確認する。その際，できれば結論を医師に任せきりにするのではなく，薬剤師としても，安全に使用できる可能性のある薬剤への変更などの対応策を用意し，相互に情報を交換できるようにしたい。

　また，薬の情報からアスピリン喘息誘発の可能性を考えるとしたら，各薬剤のプロスタグランジンE_2産生抑制作用の強弱やロイコトリエン系に及ぼす影響の違いに関するデータが必要となる。しかし，添付文書の内容はどれも横並びで記載されており，各薬剤間で作用などに差があるのか検証を試みようにも，十分なデータはそろっていないのが現状である。

押さえておこう

アスピリン喘息のリスク確認は必須

◯ こんなときは──

提案1 アスピリン喘息の記載が目立つよう工夫

　薬剤についての客観的なデータが不十分な現在，一番大切な情報はやはり，アスピリン喘息に関する患者の病歴や，消炎鎮痛薬の使用経験などであろう。疑義照会によってアスピリン喘息であることが確認できた場合は，非ステロイド性消炎鎮痛薬の使用は避けなければならない。また，診断がついていなくても，リスクが考えられる場合は痛みへの対応策を医師に事前に確認しておく必要がある。

　アスピリン喘息，あるいはその疑いがあるという情報は，患者が薬剤を安全に使用するうえで必須であるため，その内容は薬歴やお薬手帳に記載し，患者や患者に関わる医療従事者と共有することが大切である。

　特にお薬手帳は多くの関係者が関与するものである。その書き方にも工夫が必要となる。患者の命に関わるような重要な情報が埋もれてしまうことがないよう，誰が見てもすぐにわかるように，巻頭にサマリーや見出しを付けるなどして注意喚起できるとよいだろう。また，アスピリン喘息か明らかでない場合は，患者が受診した際，医師にNSAIDsの使用に関するコメントを手帳に書き込んでもらうようにしてもよい。

提案2 NSAIDs使用記録を薬剤選択に活用

　喘息患者のお薬手帳に，NSAIDsを服用・使用した履歴や，そのときの喘息の状態を書き込める表を作成し貼付しておけば，どのNSAIDsが安全に使用できるのかを検討するためのデータとして活用できる。喘息患者がOTC医薬品のNSAIDsの貼付剤の購入を求めても，販売者側に拒否されてしまうことがあるが，そのような手帳の内容を見せれば，安全に使用できる商品を薬剤師から薦めやすいだろう。

たとえば，こんな服薬指導

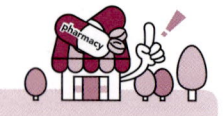

薬剤師: 今までに市販の薬や痛み止めを使って何か症状が出たことはありますか？

患者: 風邪薬を飲んで喘息の発作が起こったことがあるけれど，痛み止めは最近飲んでいないから…。

薬剤師: 痛み止めを飲むと喘息が起こる可能性がないとはいえないので，医師に相談されたほうがいいですね。湿布薬にも注意が必要ですから，市販薬を購入する際も気をつけたほうがいいですよ。
＜使用できるOTC薬のパンフレットなどを渡す＞

解説　アスピリン喘息の発症機序

　アスピリン喘息の発症機序は，消炎鎮痛薬によるCOX-1阻害に伴い，アラキドンカスケード中のプロスタグランジンE_2（PGE_2）の産生が減少し，PGE_2によるリポキシゲナーゼ抑制が解除され，ロイコトリエンの産生が亢進するためと考えられている。それだけであれば，消炎鎮痛薬を投与された患者では多かれ少なかれ喘息症状がみられるということになるが，アスピリン喘息の患者の場合は，喘息発作の強力な誘発物質となるシステイニルロイコトリエン（Cys-LTS：ロイコトリエンC_4，D_4，E_4）産生酵素の活性がもともと高く，NSAIDsの投与によって，さらにその産生が著しく亢進するため，喘息発作誘発のリスクが格段に大きくなる。おそらく，ここに気道粘膜の炎症や過敏性などの病状が複雑に絡み，最終的に重篤な喘息発作が引き起こされることになるのであろう。

解説 アスピリン喘息の典型例

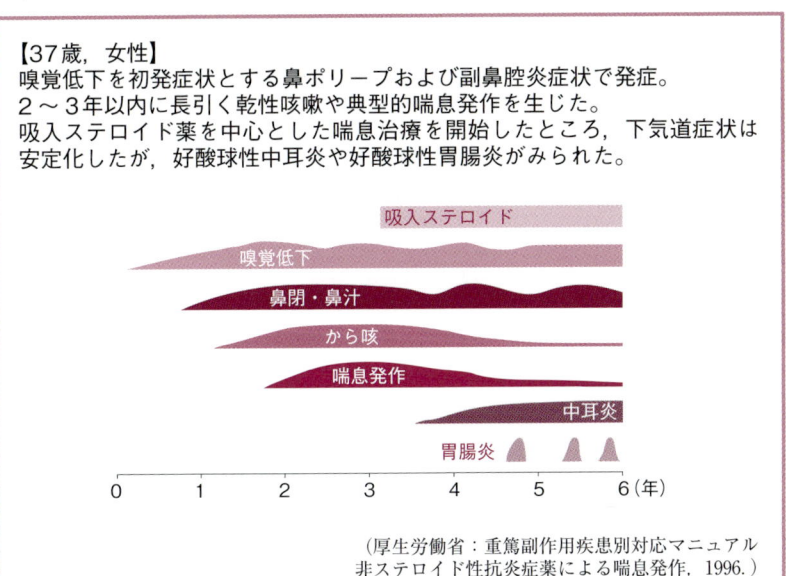

【37歳，女性】
嗅覚低下を初発症状とする鼻ポリープおよび副鼻腔炎症状で発症。
2〜3年以内に長引く乾性咳嗽や典型的喘息発作を生じた。
吸入ステロイド薬を中心とした喘息治療を開始したところ，下気道症状は安定化したが，好酸球性中耳炎や好酸球性胃腸炎がみられた。

（症状経過図：吸入ステロイド、嗅覚低下、鼻閉・鼻汁、から咳、喘息発作、中耳炎、胃腸炎を0〜6年の経過で示す）

（厚生労働省：重篤副作用疾患別対応マニュアル
非ステロイド性抗炎症薬による喘息発作，1996.）

　アスピリン喘息は獲得体質であるため，喘息発症前にはNSAIDsを服用していても喘息発作は起こらない。そこで，アスピリン喘息については，喘息発作が起こるようになってからNSAIDsを使用したかを確認することが重要である。
　また，上図の例で喘息の発症と同時かそれより先に現れる症状として紹介されている鼻炎・副鼻腔炎の症状がある人では，NSAIDsを使用するときには，その後の体調変化をきちんと把握し，喘息発作などが引き起こされた場合，できるだけ早くにアスピリン喘息の可能性を検討することが必要である。
　アスピリン喘息は女性にやや多く，また，20歳代後半から50歳代前半に発症することが多く，小児喘息の既往をもつ者は少ないといわれている。
　そのほか，嗅覚障害を合併することが多く，また，患者の84.4％は慢性鼻炎を併発しており，鼻症状が重い患者が多いといわれている。鼻茸は71.9％の患者にみられるが，非アスピリン喘息でも8％程度で認められており，鼻茸を合併する喘息患者の半数程度がアスピリン喘息と考えられている。

店頭で便利なツール

NSAIDsが使用できない方の熱・痛みに対するOTC薬での対応

症状	使用を検討する薬剤	備考
熱	地竜	感冒時の解熱に
頭痛	葛根湯	首筋から背中にかけてこわばった感じがするときの頭痛に。肩こり，筋肉痛にも
頭痛	釣藤散	体力中等度で，めまい，肩こりなどがあるものの慢性頭痛
頭痛	五苓散	体力にかかわらず使用でき，のどが渇いて尿量が少ないもので，めまい，吐き気，嘔吐，腹痛，むくみのいずれかを伴う頭痛
頭痛	苓桂朮甘湯	体力中等度以下で，めまい，ふらつきがあり，ときにのぼせや動悸があるものの頭痛
歯痛	正露丸	木クレオソート配合。虫歯の穴に詰めて使用
歯痛	新今治水	フェノール，ジブカイン，ジフェンヒドラミン塩酸塩，チョウジ油，ケイヒ油，メントール，カンフルなどを配合 薬液を浸した綿球を虫歯の穴に詰めて使用 ＊メントールに注意が必要な人もいる
のどの痛み	駆風解毒湯	のどが腫れて，つばを飲み込むのも痛いときに
のどの痛み	桔梗湯	のどが腫れて強く痛むときに
のどの痛み	甘草湯	のどの痛みに，激しい咳を伴うときに
のどの痛み	響声破笛丸	のどの使い過ぎによる声がれに
のどの痛み	トラフル錠，ペラックT錠 など	トラネキサム酸配合
生理痛	芍薬甘草湯	体力にかかわらず使用でき，筋肉の急激な痙攣を伴う痛みのあるものの次の諸症状：こむらがえり，筋肉の痙攣，腹痛，腰痛 生理痛がひどい場合は，生理の5〜7日前から1日1回服用する
生理痛	桂枝茯苓丸	比較的体力があり，ときに下腹部痛，肩こり，頭重，めまい，のぼせて足冷えなどを訴えるものの次の諸症状：月経不順，月経異常，月経痛，更年期障害，血の道症，肩こり，めまい，頭重，打ち身（打撲症），しもやけ，しみ，湿疹・皮膚炎，にきび
生理痛	ブスコパンA錠 など	ブチルスコポラミン臭化物配合
筋肉痛関節痛	リバイブ など	ブシ，シャクヤク，カンゾウ配合
筋肉痛関節痛	薏苡仁湯	体力中等度で，関節や筋肉の腫れや痛みがあるものの次の諸症状：関節痛，筋肉痛，神経痛 スポーツ後の筋肉痛，しびれ，五十肩に。関節に水がたまって腫れて痛むときにも
筋肉痛関節痛	防已黄耆湯（コッコアポL錠 など）	体力中等度以下で，疲れやすく，汗のかきやすい傾向があるものの次の諸症状：肥満に伴う関節の腫れや痛み，むくみ，多汗症，肥満症（筋肉にしまりのない，いわゆる水ぶとり）

事例 21　テオドールとエリスロマイシンの併用

処方内容

```
テオドール錠200mg                                          2錠
    1日2回　朝食後・就寝前　14日
エリスロシン錠200mg                                        1錠
    1日1回　朝食後　14日
アドエア250 ディスカス　60吸入用                           1個
    1回1吸入　1日2回
```

患者情報

- 69歳，男性
- 慢性閉塞性肺疾患。動悸などの症状は特にない。
- 以前スピリーバを吸入したことがあるが，口渇がひどかったため現在は中断している。

ある日，薬局店頭で…

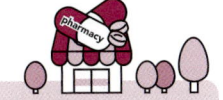

薬剤師：こんにちは。喘息のお薬が出ていますね。

患者：COPDっていう病気だって言われて，このテオドールは何年も飲んでいるんだよ。

薬剤師：そうですか。こちらのエリスロシンは前回からですよね？

患者：それは，この間受診したときに初めて出されたんだよ。先生からは「しばらく飲み続けるように」って言われているよ。

さあ，このケースで，あなたなら どうする？？

現場の Question

:: エリスロシンとテオドールの併用でテオフィリンの血中濃度が上昇するのでは？

○ 考え方のPoint

　テオフィリンとエリスロマイシンの併用を見つけたとき，薬剤師の頭のなかで鳴り出すのは，こんなアラームだろう．"テオフィリンの代謝が阻害され，血中濃度が上昇し中毒症状が発現するおそれあり！　テオフィリンは血中濃度の有効域が狭く，注意が必要！"――．

　これはもちろん間違いではないが，本例で大切なのは，実際に中毒症状が発現するリスクの程度である．医師の姿勢はさまざまで，それぞれの処方が異なる科から出され，併用に全く配慮されていない場合もあれば，1枚の処方せんに2剤が記載され，あえて処方されていると思われる場合もある．また，テオフィリンの量が周到に計算され，減量されていることもある．

　薬剤師は，薬剤量や投与間隔，患者の年齢や体重，肝・腎機能から血中濃度上昇の程度を予測し，痙攣性疾患や発熱の有無などを確認して，痙攣など中毒症状のリスクを考える．そして，治療上の2剤の必要性なども踏まえ，併用による中毒症状発現の可能性が高いと判断した場合には，具体的な情報をもって疑義照会を行い，対応について相談すべきである．場合によっては，アジスロマイシンなど14員環以外の薬剤への変更を勧めることも必要かもしれない．

　しかし，実際には併用による血中濃度上昇を予測するのは容易ではない．もともとテオフィリンのクリアランスは個人差が大きく，血中濃度の測定結果でもなければ，非併用時の状態も定かではない．そこに相互作用という新たなファクターが加わるのだから予想結果はさらにあやふやになる．製薬企業に問い合わせても併用時のデータは得られない．

> 押さえておこう

まずは血中濃度上昇による中毒発現のリスクを予測

○ こんなときは——

提案1 限られた情報源から血中濃度を予測

　添付文書やインタビューフォームに記載されている体内動態データなどによると，テオドール200mgを健常成人に12時間毎，9回連続投与したときの最高血中濃度は，非高齢者で8.7μg/mL，高齢者で10.3μg/mLである。これをもとに考えると，エリスロマイシンの併用によってクリアランスが15％程度落ち込んだとしても，中毒域となる20μg/mLを超えることはまずないだろう。クリアランスの減少率を50％としても，まあ大丈夫といえるだろう。したがって，成人で1日投与量が400mg程度，肝・腎障害やうっ血性心不全がなく，痙攣性疾患や甲状腺機能亢進症などもみられなければ，併用によるリスクはあまり心配しなくてもよいかもしれない。むしろ治療効果の増強となる可能性も考えられる。

　ただし，念のため患者には医師からの指導内容を確認し，吐き気や動悸，頭痛など中毒の初期症状とその対応について説明しておく。また，血中濃度の上昇にはタイムラグも考えられるから，併用後もしばらくは注意するように伝えておくべきである。

提案2 手帳を通じ血中濃度に関する情報を入手

　テオフィリンのように有効域が狭く，体内動態の個人差が大きい薬では，個々に血中濃度を測定し，その結果から投与量や相互作用について検討する必要がある。しかし，血中濃度測定の状況やその結果が薬局にまで知らされることは多くない。

　そこで，本例のように血中濃度の上昇が予想される薬剤の併用がみられたときには，お薬手帳に①予想される血中濃度の上昇，②患者への説明内容，③血中濃度の測定とその結果——を記載してもらうように依頼するコメントなどを書き込んだうえで，医師に手帳を確認してもらうよう患者に勧めるのも一つの方法である。これは臨床上大きな問題がないと考えられた場合にも実践したい。

　また，医師から得られた情報が手帳の中に埋もれてしまうことがないように，アレルギーや副作用歴，キードラッグに関する情報などとともに，患者の個別的な情報として，まとめて記載するページを作り，患者や医療関係者と情報を共有するように努めることも有用と考える。

たとえば，こんな 服薬指導

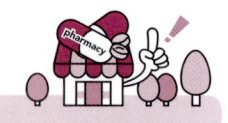

> 薬剤師：頭が痛くなったり，吐き気がしてお食事が進まないといった場合は，市販の痛み止めや胃薬を使用したりしないで，ご相談ください。

店頭で便利なツール

マクロライド系抗生物質の相互作用

併用薬 \ マクロライド系抗生物質	併用薬の代謝酵素	14員環 エリスロマイシン (EM)	14員環 クラリスロマイシン (CAM)	14員環 ロキシスロマイシン (RXM)	15員環 アジスロマイシン水和物 (AZM)	16員環 ジョサマイシン (JM)	16員環のロキタマイシンには相互作用の記載なし
	抗生物質の代謝酵素	CYP3A4で代謝され，また，阻害する	CYP3A4で代謝され，また，阻害する	CYP3A4	CYP3A4の関与が推察	CYP3A4	作用機序および相互作用により起こり得ること
エルゴタミン含有製剤（片頭痛治療薬）	CYP3A4	禁忌	禁忌	禁忌		禁忌	CYP3A4の阻害／四肢の虚血，血管攣縮など
ピモジド（抗精神病薬）	主にCYP3A4, 2D6, 1A2も関与	禁忌	禁忌				CYP3A4の阻害／QT延長，心室性不整脈など
タダラフィル（肺動脈性高血圧症治療薬）	CYP3A4	注意	禁忌				CYP3Aの阻害／タダラフィルのクリアランスの高度な減少など
アスナプレビル（抗ウイルス薬）	CYP3A, P糖蛋白, OATP1B1および2B1の基質。OATP1B1, 1B3, 2B1, P糖蛋白の阻害。CYP3A4の誘導	禁忌	禁忌				CYP3Aと結合し，代謝を抑制／アスナプレビルの血中濃度が上昇，肝臓に関連した副作用が発現・重症化
バニプレビル（抗ウイルス薬）	CYP3A		禁忌				CYP3A4の阻害／バニプレビルの血中濃度が上昇し，悪心・嘔吐，下痢など
スボレキサント（オレキシン受容体拮抗薬・不眠症治療薬）	CYP3A		禁忌				CYP3A4の阻害／スボレキサントの作用が著しく増強

124

事例 21

マクロライド系抗生物質 / 併用薬	抗生物質の代謝酵素 / 併用薬の代謝酵素	14員環 EM CYP3A4で代謝され,また,阻害する	14員環 CAM CYP3A4で代謝され,また,阻害する	14員環 RXM CYP3A4	15員環 AZM CYP3A4の関与が推察	16員環 JM CYP3A4	16員環のロキタマイシンには相互作用の記載なし 作用機序および相互作用により起こり得ること
トリアゾラム（睡眠導入薬）	CYP3A4	注意	注意			注意	CYP3A4の阻害／トリアゾラムの鎮静作用増強
ミダゾラム（催眠鎮静薬）	CYP3A4	注意	注意				CYP3Aと結合,複合体を形成／ミダゾラムの鎮静作用増強
カルバマゼピン（抗てんかん薬）	CYP3A	注意	注意				CYP3A4の阻害／シロスタゾールの運動失調など
バルプロ酸ナトリウム（抗てんかん薬）	CYPの関与は非常に弱い	注意					バルプロ酸とEMの併用で運動失調などがみられたとの報告
セレギリン塩酸塩（パーキンソン病治療薬）	CYP3A, 2D6	注意					CYP3Aと結合,複合体を形成／セレギリン塩酸塩の血中濃度上昇
ブロモクリプチンメシル酸塩（持続性ドパミン作動薬・パーキンソン病治療薬）	CYP3A4	注意				注意	CYP3A4の阻害／ブロモクリプチンの血中濃度の上昇。嗜眠,めまい,運動失調など
ブロナンセリン（抗精神病薬）	CYP3A4	注意					CYP3Aの阻害／ブロナンセリンの血中濃度の上昇など
ジソピラミド（抗不整脈薬）	CYP3A4	注意	注意				CYP3A4の阻害／QT延長,心室性不整脈など
キニジン硫酸塩水和物（抗不整脈薬）	CYP3A4などの関与が考えられる	注意					CYP3A4が関与か／QT延長,心室性不整脈などの報告
ジゴキシン（ジギタリス配糖体製剤）	大部分がそのままの形で排泄。20〜30％が主に肝臓で代謝される。CYP3Aが関与	注意	注意		注意		抗生物質による腸内細菌叢への影響によってジゴキシンの代謝が抑制。P糖蛋白の影響も考えられる（AZMとは機序不明）／ジギタリス中毒（嘔気,嘔吐,不整脈など）
フェロジピン（Ca拮抗薬）	CYP3A4	注意					CYP3A4の阻害／降圧作用増強など

次頁へ続く

125

マクロライド系抗生物質 / 併用薬	抗生物質の代謝酵素 / 併用薬の代謝酵素	14員環 EM CYP3A4で代謝され、また、阻害する	14員環 CAM CYP3A4で代謝され、また、阻害する	14員環 RXM CYP3A4	15員環 AZM CYP3A4の関与が推察	16員環 JM CYP3A4	16員環のロキタマイシンには相互作用の記載なし 作用機序および相互作用により起こり得ること
ニフェジピン（Ca拮抗薬）	CYP3A4		注意				CYP3A4の阻害/降圧作用増強など
ベラパミル（Ca拮抗性不整脈・心疾患治療薬）	CYP3A4, またP糖蛋白の基質であり、P糖蛋白に対し阻害作用を有する	注意	注意				CYP3A4の阻害/血圧降下，徐脈性不整脈，乳酸アシドーシスなど
エプレレノン（選択的アルドステロンブロッカー）	CYP3A4	注意	注意				CYP3A4の阻害/エプレレノンの血中濃度上昇など
エレトリプタン臭化水素酸塩（片頭痛治療薬）	CYP3A4	注意	注意				CYP3A4の阻害/エレトリプタンの血中濃度上昇など
アトルバスタチンカルシウム水和物（スタチン系脂質異常症治療薬）	CYP3A4	注意	注意				CYP3A4の阻害/併用薬の血中濃度の上昇に伴う横紋筋融解症（筋肉痛，脱力感，CK上昇，血中・尿中ミグロビン上昇，腎機能低下など）が現れたとの報告
シンバスタチン（スタチン系脂質異常症治療薬）	CYP3A4	注意	注意				
ピタバスタチンカルシウム（スタチン系脂質異常症治療薬）	わずかにCYP2C9が関与	注意					EMがピタバスタチンの肝への取り込みを阻害する。OATP1の関与が考えられる
アミノフィリン水和物（気管支拡張薬・強心薬）	主にCYP1A2	注意	注意				肝薬物代謝酵素の阻害/アミノフィリン水和物の血中濃度上昇
テオフィリン（気管支拡張薬）	主にCY1A2, P3A4, 2E1も関与	注意	注意	注意			CYP3A4の阻害/テオフィリンの血中濃度上昇による悪心・嘔吐，不整脈，痙攣など
シメチジン（H₂ブロッカー）	CYP3A4, 2D6	注意					CYP3A阻害/EMの代謝が抑制/血中濃度上昇に伴う難聴の報告
制酸剤（水酸化マグネシウム，水酸化アルミニウム）	未解明				注意		AZMの最高血中濃度低下の報告。機序不明

事例 21

併用薬 \ マクロライド系抗生物質	抗生物質の代謝酵素 \ 併用薬の代謝酵素	14員環 EM	14員環 CAM	14員環 RXM	15員環 AZM	16員環 JM	16員環のロキタマイシンには相互作用の記載なし 作用機序および相互作用により起こり得ること
		CYP3A4で代謝され，また，阻害する	CYP3A4で代謝され，また，阻害する	CYP3A4	CYP3A4の関与が推察	CYP3A4	
副腎皮質ホルモン（メチルプレドニゾロンなど）	CYP3A4	注意					CYP3A4の阻害／副腎皮質ホルモンの消失半減期の延長など
シルデナフィルクエン酸塩（ED治療薬）	CYP3A4	注意	注意				CYP3A4の阻害／シルデナフィルの血中濃度上昇など
バルデナフィル塩酸塩水和物（ED治療薬）	CYP3A4	注意					CYP3A4の阻害／バルデナフィルの血中濃度上昇など
ジエノゲスト（子宮内膜症治療薬）	CYP3A4		注意				CYP3A4の阻害／ジエノゲストの血中濃度が上昇
ワルファリンカリウム（抗凝固薬）	主にCYP2C9，1A2，3A4も関与	注意	注意	注意	注意		CYP3A4の阻害（AZMとの機序不明）／出血傾向，プロトロンビン時間延長など
シロスタゾール（抗血小板薬）	主にCYP3A4，一部2D6，2C19	注意					CYP3A4の阻害／シロスタゾールの血中濃度の上昇など
アピキサバン（経口FXa阻害薬）	CYP3A4および5が関与。P-糖蛋白および乳がん耐性蛋白（BCRP）の基質		注意				CYP3A4およびP-糖蛋白の阻害作用／併用薬の血中濃度上昇
リバーロキサバン（選択的直接作用型第Xa因子阻害薬）	CYP3A4および2J2が関与。P-糖蛋白および乳がん耐性蛋白（BCRP）の基質		注意				
エドキサバントシル酸塩水和物（経口FXa阻害薬）	CYP3A4による代謝は10％未満。P糖蛋白の基質	注意	注意				P-糖蛋白質阻害／エドキサバンの血中濃度が上昇，出血のリスクを増大
ダビガトランエテキシラート（直接トロンビン阻害薬）	CYPの影響を受けない。P-糖蛋白の基質		注意				P-糖蛋白阻害／ダビガトランの血中濃度上昇
コルヒチン（痛風治療薬）	CYP3A4	注意	注意				CYP3A4の阻害／中毒症状（汎血球減少，肝機能障害，筋肉痛，下痢，腹痛，嘔吐，発熱，呼吸困難など）の発現など

次頁へ続く

併用薬 \ マクロライド系抗生物質 / 抗生物質の代謝酵素 / 併用薬の代謝酵素	併用薬の代謝酵素	14員環 EM CYP3A4で代謝され、また、阻害する	14員環 CAM CYP3A4で代謝され、また、阻害する	14員環 RXM CYP3A4	15員環 AZM CYP3A4の関与が推察	16員環 JM CYP3A4	16員環のロキタマイシンには相互作用の記載なし 作用機序および相互作用により起こり得ること
スルホニル尿素系血糖降下薬（グリベンクラミドなど）	[グリベンクラミド] CYP2C9, 3A4		注意				P-糖蛋白の影響の可能性はあるが、機序不明／併用薬の血中濃度が上昇。EMでの低血糖の報告はない
シクロスポリン（免疫抑制薬）	CYP3A4	注意	注意		注意	注意	CYP3A4の阻害（AZMとの機序不明）／腎障害などの副作用発現など
タクロリムス水和物（免疫抑制薬）	CYP3A4	注意	注意				CYP3A4の阻害／腎障害などの副作用発現など
エベロリムス（抗がん薬）	CYP3A4	注意					CYP3A4の阻害／血中濃度の上昇
イリノテカン塩酸塩水和物（抗がん薬）	CYP3A4	注意					CYP3Aと結合し、複合体を形成／活性代謝物の血中濃度上昇による骨髄機能抑制、下痢など
ドセタキセル水和物（抗がん薬）	CYP3A4	注意					CYP3Aと結合し、複合体を形成／ドセタキセル水和物の血中濃度上昇
パクリタキセル（抗がん薬）	CYP3A4, 2C8	注意					CYP3Aと結合し、複合体を形成／パクリタキセルの血中濃度上昇
ビンブラスチン硫酸塩（抗がん薬）	CYP3A	注意					CYP3Aと結合し、複合体を形成／ビンブラスチン硫酸塩血中濃度上昇に伴う好中球減少、筋肉痛など
エバスチン（抗ヒスタミン薬）	CYP2J2, CYP3A4	注意					CYP3A4の阻害／エバスチンの代謝物カレバスチンの血漿中濃度が約2倍に上昇するとの報告
ザフィルルカスト（ロイコトリエン受容体拮抗薬）	CYP2C9	注意					機序不明／EMのC_{max}が約40%、AUCが約30%低下したとの報告

事例 21

併用薬 \ マクロライド系抗生物質	併用薬の代謝酵素 \ 抗生物質の代謝酵素	14員環 EM CYP3A4で代謝され,また,阻害する	14員環 CAM CYP3A4で代謝され,また,阻害する	14員環 RXM CYP3A4	15員環 AZM CYP3A4の関与が推察	16員環 JM CYP3A4	16員環のロキタマイシンには相互作用の記載なし 作用機序および相互作用により起こり得ること
リファンピシン (抗結核薬)	CYP3A4などの薬物代謝酵素およびP-糖蛋白を誘導		注意				併用薬のCYP3A4誘導/CAMの未変化体の代謝が促進され,活性代謝物の血中濃度が上昇する可能性
エファビレンツ (抗ウイルス化学療法剤)	CYP3A4,2B6の誘導剤,3A4,2B6の基質		注意				
ネビラピン (抗ウイルス化学療法剤)	CYP3A,2Bが関与		注意				
サキナビルメシル酸塩 (抗HIV薬)	CYP3A4	注意	注意				CYP3A4の阻害/サキナビルの血中濃度上昇など
メシル酸ネルフィナビル	CYP3A4,2C19				注意		AZM1,200mg投与で,AUCおよび平均最高血中濃度上昇の報告。機序不明
リトナビル (抗HIV薬)	CYP3A4	注意	注意				CYP3A4の阻害/EMのAUCが上昇したとの報告
エトラビリン (抗HIV薬)	CYP3A4,2C9、2C19		注意				CAMのCYP3A4の阻害及びエトラビリンのCYP3A4の誘導/エトラビリンの血中濃度が上昇。また,CAMの作用が減弱
イトラコナゾール (抗真菌薬)	CYP3A4		注意				相互にCYP3A4を阻害/イトラコナゾールの血中濃度上昇
リファブチン (抗酸菌症治療薬)	CYP3A4		注意				CAMのCYP3A4の阻害及びリファブチンのCYP3A4の誘導/リファブチンの血中濃度上昇。CAMの作用減弱
オキシコドン塩酸塩水和物 (がん疼痛治療薬)	CYP3A4,一部CYP2D6		注意				CYP3A4の阻害/併用薬の血中濃度上昇
フェンタニル (がん疼痛治療薬)	CYP3A4		注意				

禁忌:併用禁忌, 注意:併用注意)

解説 エリスロマイシン

　エリスロマイシンは抗菌作用のほかに，さまざまな作用が知られている。なかでもモチリン様作用は消化管運動を促進させることから，エリスロマイシン使用により胃内排出作用の促進や腸管運動の亢進が知られている。これは下痢の副作用として問題となることがあるが，逆にこの作用を期待して，がん患者の便秘に使用されたり，栄養剤の胃内滞留をなくすために使用されたりすることもある。

　慢性閉塞性肺疾患（COPD）では横隔膜が下がり，腸管運動の抑制，ガスの発生などが問題となることが多いといわれている。消化管運動の抑制などにより，ガスがたまったり便秘になると横隔膜が上に持ち上げられることになり，呼吸状態も悪化する可能性がある。モチリン様作用を有するエリスロマイシンの使用は消化管運動促進という副作用も期待できるといえる。消化管運動のコントロールがうまくいけば，呼吸の状態も改善することが期待できる。

事例 22 頻繁に薬を飲み忘れる女性

処方内容

> ノアルテン　　　　　　　　　　　　　1錠
> 　　　1日1回　10日

患者情報

- 19歳，女性
- 不正出血がある様子。毎月1回くらいの頻度で，同じ内容の処方せんを持って来局。

ある日，薬局店頭で…

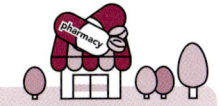

薬剤師：前回と同じ薬ですね。飲み方などでお困りのことはありませんか。

患者：はい。飲み方はわかっているんですが，この間，飲み忘れてしまって…。

薬剤師：そうですか。飲み忘れたときはどうしましたか？

患者：次の日に飲みましたが…。

さあ，このケースで，あなたならどうする？？

現場の Question

:・中用量ピルを飲んでいるケースで優先すべきことは？

◯ 考え方のPoint

　卵胞・黄体ホルモン配合剤（いわゆる中用量ピル）で特に注意を要するのは飲み忘れの問題で，1回の飲み忘れが治療の失敗につながることもある。薬剤師としては，医師からの服用の指示を知ることよりも，患者の飲み忘れへの対応を優先すべきである。①どのような状況・どれくらいの頻度で飲み忘れるのか，②医師には報告しているのか，③飲み忘れによるデメリットを認識しているか——などを確認したうえで，飲み忘れが治療の失敗につながることを説明し，その対策を検討することが必要である。患者に指示されている服用時間などを変更する必要がある場合には，その時点で疑義照会を行い，医師の了解を得るようにするとよい。

　中用量ピルが使用されるのは，機能性子宮出血，月経周期異常や困難症，月経周期の変更，卵巣機能不全による不妊症などである。適応疾患によって服用方法が異なるが，デリケートな問題を含むことが多く，患者の口は重くなりがちである。処方せんに記載がなく，患者も詳しいことを話さないとなると，薬剤師はそれ以上のことを知るすべがない。

　薬局では，必要性があまり高くない情報をあれこれ得ようとするのではなく，治療上優先すべき問題に焦点を絞って患者に確認し，情報を入手すべきといえる。患者から得る情報は，あくまでも患者自身の治療に役立てられるということが理解されれば，重い口も少しずつ開いてくるだろう。

> 押さえておこう

重要なのは"飲み忘れないこと"。対策を考え，服用方法を提案

○ こんなときは——

提案1 薬から得られる情報を確認

　処方せんや患者から情報を得られなくても，薬剤師には薬の情報がある。「何もわからない」と嘆く前に，薬剤師として十分な薬の知識をもっているのかを問い直すことも忘れてはならない。

　中用量ピルとはいえ，特殊な飲み方がそれほど多いわけではない。実際に，機能性子宮出血や月経周期変更のための具体的なプロトコール，作用メカニズム，飲み忘れによる影響など，一般的な情報についてどの程度知っているだろうか。服用時間を就寝前から起床時に変更した場合，ホルモン剤の作用や体内動態に時間薬理学的な問題はないだろうか。

　薬剤師自身の知識が充実すればするほど，処方せんからみえてくることも多くなり，患者への対応も変わってくるはずである。この処方内容であれば機能性出血であると推測でき，そのうえで患者に向き合えば，患者の薬剤師を見る目も変わってくるかもしれない。

提案2 飲み忘れ対策の提案

　患者への聞き取り調査（対象：慢性疾患をもち，何らかの錠剤を日頃から定期服用している65〜79歳の女性33名）の結果によると，"薬の飲み忘れ防止策"で多かったのは，
①「同じ場所，目につく所に置いておく」15例（45.5％）
②「ピルケース（箱・缶などを含む）で小分けしておく」7例（21.2％）
③「前日（前の晩）に準備する」6例（18.2％）
であった（自由意見から集約）。

　また，眼鏡ケースに入れておき，コンタクトレンズに替える時に服用するというユニークな人もいた。なかには薬を服用すること自体にストレスを感じる患者（リウマチ患者）もあり，そのストレスを和らげるため，好きな可愛いキャラクターが描かれている缶に小分けしているとの意見もあった（70歳，骨粗鬆症，リウマチ，緑内障・白内障）。

　服薬しなければならない，飲み忘れてはならない，という強迫観念からストレスを感じる患者の存在も忘れてはならないが，できるだけ飲み忘れないように，いろいろな提案も薬剤師から働きかけたい。

飲み忘れを防ぐために服用チェックシートをお薬手帳に貼ったり挟み込んだりして，活用を勧めるのもよい。服用チェックシートなどについては，低用量ピルでもさまざまな工夫がされているので，参考となる。
　また，最近ではアラーム付きのピルケースや，服用時間を知らせてくれるスマートフォン用アプリなどがあるので，次頁で紹介する。

事例 22

店頭で便利なツール

服薬に役立つスマートフォン用アプリ

	服薬チェッカー	お薬手帳	総合お薬検索	電子お薬手帳 ホッペ(hoppe)
アプリ名	Plusr (提供：日本ベーリンガーインゲルハイム)	Yahoo Japan	QLife	ホッペ事務局 リーベンス／電通テック
料金	無料				
互換性	iOS5.0以降/iPhone, iPadおよびiPod touch対応/iPhone5用に最適化済み/Android1.6以上	iOS5.0以降/iPhone, iPadおよびiPod touch対応/iPhone5用に最適化済み	iOS5.0以降。iPhone, iPadおよびiPod touch対応/iPhone5用に最適化済み/Android要件は端末による	患者アプリ：iPhone iOS7以上, Android4.0以上 薬局PCアプリ：Windows Vista/7/8/Internet Explorer7以上
主な機能	・服用時間になると，アラームでお知らせ。 ・毎日の体調記録が，カレンダーからできる。入力は，チェックボックス式で簡単。 ・飲み方支援機能つき。	・服用時間になると，アラームでお知らせ。 ・自分以外の服薬管理も可能。 ・薬をもらった日，服用期間，薬の名前などを登録でき，通常のお薬手帳と同じように使用できる。	・1日最大6回まで，指定した時間にアラームを設定することができる。 ・処方薬については，刻印や色からの検索も可能。 ・データを家族で共有することもでき，家族が飲んでいる薬を把握できる。	・薬局からの自動送信も可能な，お薬登録。 ・薬局で服用履歴のチェック。 ・服用時間を知らせてくれる飲み忘れアラーム。 ・健康日記で，健康管理を行うと同時に，かかりつけ薬局との情報共有ができる。
画面イメージ				

次頁へ続く

135

アプリ名	お薬通知　PHASE1	myPill 避妊リマインダー　Bouqt	BP NOTE　昭則 橋本	喘息ダイアリー　AstraZeneca
料金	無料	400円	200円	無料
互換性	iOS5.0以降/iPhone, iPadおよびiPod touch対応/iPhone5用に最適化済み	iOS5.0以降/iPhone, iPadおよびiPod touch対応/iPhone5用に最適化済み/Android2.2以上	iOS4.3以降/iPhone, iPadおよびiPod touch対応/iPhone5用に最適化済み	
主な機能	・薬を服用する時間をアラームでお知らせ。 ・1回の服用量や現在の保有数などを登録することができ、何が何錠残っているかを把握することができる。	・ピルを飲むタイミング、病院へ行く日を教えてくれる。 ・休薬期間を設定でき、半年後の旅行なども計画的に組み入れられる。 ・服用お知らせのアラートメッセージをカスタマイズできる。	・測定した血圧を記録し、グラフ化することが可能。 ・薬を服用すると、カレンダーにカプセルマークがつくので、飲み忘れがないか確認できる。	・毎日の症状や体調を記録できる。 ・薬を飲む時間、診察日などを教えてくれる。 ・薬や喘息に関する情報にもアクセスできる。
画面イメージ				

事例 22

飲み忘れを防止できるピルケース

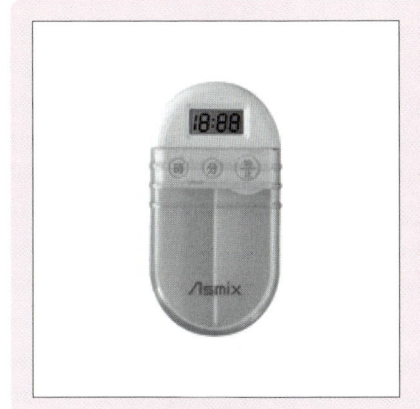

タイマー付きピルケース PCT-010 Asmix

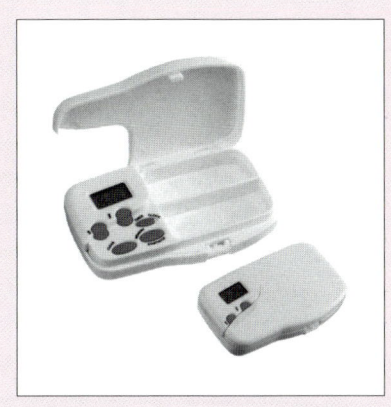

薬の飲み忘れ防止機能付き
サプリメントタイマー

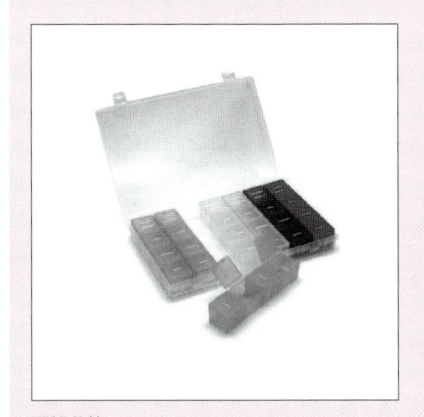

習慣薬箱

メモ

事例 23　顎へのステロイド外用剤の使用

処方内容

```
アレグラ錠60mg                                    2錠
        1日2回　朝・夕食後　7日
リンデロン-VG ローション                          2本
        1日1回　顎に塗布
```

患者情報
- 70歳，男性
- 以前より高血圧があったが，最近になってディオバン錠80mgからコディオ配合錠EXに薬が変更になった。

ある日，薬局店頭で…

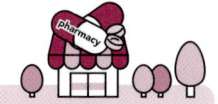

薬剤師：今日は，いつもと違う薬が出ていますね。

患者：今日は血圧じゃないんだよ。2〜3日前から顎や首が痒くて痒くて…，ほら発疹もできてるだろ。

薬剤師：ちょっと赤みもありますね。

患者：そうだね。先生からは，この薬を顎に塗るように言われたよ。

さあ，このケースで，あなたならどうする？？

現場の Question

∴ ローションは顎に塗りづらいのでは？

○ 考え方のPoint

●塗り方を確認

　顎にローションを塗るようにとの指示だが，使いにくいように思える．処方せんの記載ミスの可能性もあるため，剤形については疑義照会で確認したほうがよい．ただし，ローションの塗り方については，まず薬剤師自身でいろいろ検討することも必要だろう．

　リンデロン-VGローションは頭皮に使用されることが圧倒的に多いが，化粧品などを考えれば，顔面にローションや乳液を塗ることは日常的に行われている．そのまま手のひらに必要量をとって，軽く，押さえるように塗ってもらってもよいだろう．過去に使ったことがある患者であれば，どのように使用したかを聞いたうえでアドバイスをする．また，特別な塗り方の工夫があるのか医師に確認したい場合は，「どのように塗ればよいですか？」ではなく，「塗り方について，特別な指示や注意はありますか？」などと質問したほうが，意向が伝わりやすいかもしれない．

●処方意図を踏まえ薬剤師の視点を活かした関与を

　しかし，ここで問題となるのは塗り方だけではなく，顎（顔面）にステロイド外用剤を使用することの可否ではないだろうか．本当にリンデロン-VGロー

表　ガイドライン中のステロイドの顔面への使用に関する記載

高い薬剤吸収率を考慮して，原則としてミディアムクラス以下のステロイド外用薬を使用する．その場合でも1日2回の外用は1週間程度にとどめ，間欠投与に移行し，休薬期間を設けながら使用する．   　近年しばしばみられる成人患者の顔面の紅斑性病変の多くは，掻破などを含むステロイド外用薬以外の要因に起因するものではあるが，局所の副作用の発生には注意が必要な部位であり，処方に当たっては十分な診察を行う．   　なお，顔面はタクロリムス軟膏の高い適応がある部位であり，そのガイダンスに従って使用することも積極的に考慮する．

〔日本皮膚科学会アトピー性皮膚炎診療ガイドライン作成委員会：アトピー性皮膚炎診療ガイドライン．日皮会誌，119(8)：1515-1534，2009．〕

ションが必要な症状なのか，医師の処方意図を確認することのほうが重要となる。

皮膚科医師を対象とした「日本皮膚科学会アトピー性皮膚炎診療ガイドライン」(2009年)では，表のとおり記載されている。

リンデロン-VGローションは，ストロングクラスのステロイドである。また，ゲンタマイシンも配合されており，抗菌効果が期待できる半面，耐性菌発現のリスクもあり，顔面への使用は剤形の観点以外でも問題がある。薬剤師としては，薬歴やお薬手帳，患者情報から薬剤の使用期間・使用理由を把握したうえで，処方意図を確認したり，代替薬としてミディアムクラスのステロイドなどを勧めたりする必要がある。また，顎の発疹が服用中の薬剤による可能性はないかなど，薬剤師の視点で確認することも重要である。顔面の発疹は光線過敏症によることもあるため，最近使い始めたり増量されたりした薬剤にも注意を払うべきであろう。

> **押さえておこう**
>
> ## 顔面へのステロイド使用は慎重に検討

◯ こんなときは──

提案1 ステロイドに関する継続的な患者教育を

処方の経緯がどうであれ，ステロイド外用剤を使用するのは患者自身であるから，1日の使用回数や使用期間，長期使用時の副作用について十分な服薬指導を行い，患者が適正に使用できるようにアドバイスする。さらに，その結果は繰り返し確認し，ステロイド使用に関する患者教育を継続する。

また，薬局での患者への指導内容のほか，ステロイドの使用量や使用期間などの情報はお薬手帳にも記載し，手帳を通じて患者から医師に伝えるように勧めるとよいだろう。

提案2 基準となる情報を広める

ガイドラインのようにステロイドの選択・使用の判断基準となる情報がある場合は，薬局でもその普及に努める必要がある。また，薬局からの情報提供だけでなく，製薬企業などにも広範囲の啓発活動を行ってもらうよう働きかけたい。

たとえば，こんな 服薬指導

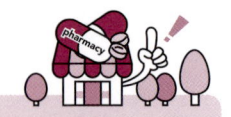

薬剤師
赤くなっている部分は片手の手のひら分位の面積なので7滴から8滴を手に取り，湿疹を覆うように軽く押さえるように塗ってください。目に入らないように注意してくださいね。
それから，使用しても症状がよくならない場合は，再度受診してください。
顎から首は紫外線も当たるところなので，その症状は，薬によって日光に過敏になって起こっている可能性もないとはいえません。お薬手帳に記入しておきますので，お薬手帳を先生に見せて相談してください。

店頭で便利なツール

ステロイド外用剤のランク一覧

ストロンゲスト
- 0.05%　クロベタゾールプロピオン酸エステル（デルモベート）
- 0.05%　ジフロラゾン酢酸エステル（ジフラール，ダイアコート）

ベリーストロング
- 0.1%　モメタゾンフランカルボン酸エステル（フルメタ）
- 0.05%　ベタメタゾン酪酸エステルプロピオン酸エステル（アンテベート）
- 0.05%　フルオシノニド（トプシム）
- 0.064%　ベタメタゾンジプロピオン酸エステル（リンデロンDP）
- 0.05%　ジフルプレドナート（マイザー）
- 0.1%　アムシノニド（ビスダーム）
- 0.1%　ジフルコルトロン吉草酸エステル（テクスメテン，ネリゾナ）
- 0.1%　酪酸プロピオン酸ヒドロコルチゾン（パンデル）

ストロング
- 0.3%　デプロドンプロピオン酸エステル（エクラー）
- 0.1%　デキサメタゾンプロピオン酸エステル（メサデルム）
- 0.12%　デキサメタゾン吉草酸エステル（ボアラ，ザルックス）
- 0.1%　ハルシノニド（アドコルチン）
- 0.12%　ベタメタゾン吉草酸エステル（ベトネベート，リンデロンV）
- 0.025%　ベクロメタゾンプロピオン酸エステル（プロパデルム）
- 0.025%　フルオシノロンアセトニド（フルコート）

ミディアム
- 0.3%　プレドニゾロン吉草酸エステル酢酸エステル（リドメックス）
- 0.1%　トリアムシノロンアセトニド（レダコート，ケナコルトA）
- 0.1%　アルクロメタゾンプロピオン酸エステル（アルメタ）
- 0.05%　クロベタゾン酪酸エステル（キンダベート）
- 0.1%　ヒドロコルチゾン酪酸エステル（ロコイド）
- 0.1%　デキサメタゾン（グリメサゾン，オイラゾン）

ウィーク
- 0.5%　プレドニゾロン（プレドニゾロン）

〔日本皮膚科学会アトピー性皮膚炎診療ガイドライン作成委員会：アトピー性皮膚炎診療ガイドライン．日皮会誌，119(8)：1515-1534，2009．〕

FTU = Finger-tip Unit

成人の人差し指の先から第1関節まで
軟膏剤やクリーム剤を載せた量が1FTU
(軟膏剤,クリーム剤：1FTU＝約0.5g)
※チューブの口径を5mmとした場合

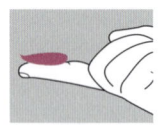

ローション剤では1円玉大となる
(ローション：1円玉大＝0.5g)

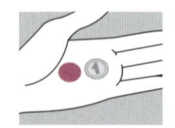

1FTUで手のひら2枚分の面積に塗ることができる

塗り方は？

○ 必要な量の外用剤を手に取り，患部にポンポンと点在させてから，指先全体や手のひらを使って優しく塗り広げる。

× チューブから直接患部に塗ったり，指先でゴシゴシ擦り込んだりするのは，不衛生なうえに，皮膚を傷つけ逆効果。

＊リンデロン-VGローション0.5gは15滴

事例 24　睡眠薬を規則正しく飲みたがらない患者

処方内容

ブロプレス錠8　　　　　　　　　　　　　　　　　　　　　　　　1錠	
1日1回　就寝前　30日	
ハルシオン0.25mg錠　　　　　　　　　　　　　　　　　　　　1錠	
1日1回　就寝前　30日	

患者情報

- 63歳，女性
- 高血圧で内科に通院中。家庭血圧を測定しており，起床時の血圧は130/80mmHg前後でコントロールされている。

ある日，薬局店頭で…

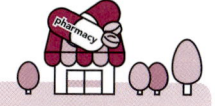

薬剤師：（家庭用血圧測定値を見ながら）こんにちは。血圧も安定しているようですね。夜も睡眠はきちんととれていますか？

患者：睡眠薬は毎日飲みたくないけど…。飲まないと全然眠れないし，朝の血圧が高くなっちゃうんですよ。

さあ，このケースで，あなたならどうする？？

現場の Question

ハルシオンの服用，飲んだり飲まなかったりしている問題点は？

考え方のPoint

　ハルシオンなどのベンゾジアゼピン系睡眠薬は，毎日規則正しく服用し，睡眠の状態を安定させることが重要である。不眠時のみ服用する頓用的な使用は，治療初期からは勧められない。頓用としての使用は，不眠症状が軽いか改善した後に減薬をし，その最終段階としての使用である。軽症での頓用としての使用は，非ベンゾジアゼピン系睡眠薬ゾルピデムの使用が適している。

　また，ベンゾジアゼピン系の薬剤はGABAの受容体への結合亢進を作用機序とし，GABA存在下でのみ作用するため，バルビツール酸系など他の睡眠薬に比べて副作用や依存は起こりにくい。ただし，急激に中止した場合は反跳性不眠のおそれがあるため，離脱時には漸減するなどの対応も必要となる。

　睡眠薬を服用し，「やめられなくなるのでは」と依存性に対する不安をもつ患者は多い。その場合，なるべく飲まないほうがよいと思い，できるだけ我慢して，どうしても眠れないときに飲んだり，量を減らして飲んだりするケースもよくある。1週間ぐらい続けて飲んだ後で無理にやめたりすれば，反跳性不眠となり，また飲み始める。そうすると睡眠の状態はいつまでも安定せず，結果的に睡眠薬の処方はいつまでも続けられることになる。このように頓用によってかえって睡眠薬への依存が高くなっていくことが知られている。

　このような不安や自己調節の有無をまず確認し，夜きちんと眠れて，昼間の眠気などに困らなくなり睡眠のリズムが整えばゆっくり睡眠薬をやめていくことができることを説明するのも大切である。離脱時期やその方法がはっきりしていないことが不安の大きな要因となっていることも多い。疑義照会では「依存性は大丈夫か？」と医師に問うのではなく，離脱に向けた治療方針を確認したい。また，医師には患者の不安や服薬状況，睡眠の状態なども併せて伝え，離脱に協力する姿勢で臨むことが大切である。

○ こんなときは──

提案1 離脱までの流れを確認し，手帳に記載

　睡眠薬のような離脱可能な薬剤については，離脱に向けた治療方針を医師に確認し，その結果を薬歴だけでなくお薬手帳にも記載し，患者にも情報がきちんと伝わるようにしたい。「なぜ今飲む必要があるのか」，「どのようになったらやめる準備を始めるのか」，「実際にやめるときはどのような方法があるのか」ということを，段階を踏んで説明しながら記録し，患者自身が不安に駆られたときに，いつでも確認できるようにしておくとよい。

提案2 服薬・睡眠に関する状態を医療者がチェックできる工夫を

　お薬手帳には，患者の服薬状況や睡眠の状態などをチェックできるシートも添えれば，医療関係者にも治療効果が把握しやすくなり，早期離脱の手助けとなるかもしれない。睡眠薬以外の薬でも服用期間が長くなると，「いつまで飲んでいればよいのか？」，「このまま飲み続けて大丈夫か？」などと患者から質問されることは多い。ずっと飲み続けなくてはいけないものもあるため，患者が服用期間に不安や疑問を感じている場合には，医師に治療方針を確認し，患者の理解を得るように努めるべきである。

> **押さえておこう**
>
> ### 疑義照会では離脱に向けた治療方針を確認

たとえば，こんな 服薬指導

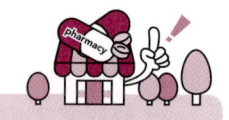

薬剤師：睡眠薬はきちんと毎日飲むことが大切ですよ。飲んだり飲まなかったりするとかえって飲まない時に眠れないので…。薬がないと眠れないと思うようになりますからね。睡眠薬を飲んだ時に何か困ったことがありますか。

患者：飲んだら眠れるし特に問題はないけど，問題は飲まなかった時…。

薬剤師：そうですか，飲んだら眠れるのですね。それなら大丈夫ですよ。最近の睡眠薬は安全性が高いです。毎日飲んでゆっくり休んでください。そして睡眠のリズムがきちんとできてから薬を少しずつ減らしていくんですよ。一度先生に睡眠薬のやめ方についてどのようにお考えか聞いて，お薬手帳に記載しますね。今はやめる時ではないと思います。毎日きちんと服用してゆっくりお休みになってください。

店頭で便利なツール

睡眠薬のやめ方に関する相談応需

「睡眠薬の適正な使用と休薬のための診療ガイドライン―出口を見据えた不眠医療マニュアル―」が2013年6月に出され，その中では「睡眠薬の適正な使用と休薬のためのQ&A」として，患者から相談されそうな問題を取り上げ，解説している。同Q&Aより，睡眠薬のやめ方に関する問題を抜粋し，以下に紹介する。

Q 睡眠薬はいつまで服用すればよいのでしょうか？
　服用すれば眠れますが，治っているのでしょうか？

・患者向け解説
　基本的に，睡眠薬は無期限に長く服用する薬ではありません。不眠症が治ったら，適切な時期に減薬もしくは休薬するべきです。ご自身の不眠症が治っているか判断するポイントには二つあり，一つ目は夜間の不眠症状が改善してい

ること，二つ目は（良眠できたおかげで）日中の心身の調子が良いことです。この二つが揃っていることが休薬を成功させるコツです。不眠症が十分に治らないうちに睡眠薬をやめてしまうと，不眠が再発したり，悪化したりすることがあるので注意しましょう。不眠症患者さんの中には，さまざまな理由により睡眠薬を長期間にわたり服用する必要がある方がいます。その場合には，<u>副作用に注意しながら睡眠薬を長期服用する治療法もある</u>ので，主治医に相談しながら治療方針を決めてください。

Q 禁断症状がでるため睡眠薬が減らせません。

- 患者向け解説

禁断症状とは，神経や精神に作用するくすりを長い期間飲み続けた後に，薬を減らしたり，中止した時にあらわれる症状で，離脱症状とも呼びます。<u>よくみられる症状は，不眠，動悸，吐き気，不安感など</u>です。どのくらいの期間や量の薬を飲み続けると，離脱症状を生じるのかは，個人差が大きく一概には言えません。しかし，長い期間，多い量，いくつもの種類の併用は，離脱症状を生じやすくなります。指示された用法用量を守ることが大切です。睡眠薬を中止するときには，<u>離脱症状に注意し，時間をかけてゆっくりと中止することが大切</u>です。そうすることで，離脱症状を避けて中止することができます。

Q 睡眠薬の減量法を教えてください。

- 患者向け解説

睡眠薬を長期間服用した後に，一気に中断すると不眠症状が一時的に悪化することがあります。時には日中にも不安感やイライラ感，知覚過敏などを感じることがあります。これらの症状の多くは一過性で，徐々に軽減しますが，数日～数週間持続することもあるので注意してください。睡眠薬を徐々に減量することでこれらの不快な症状を避けることが可能です。<u>1種類の睡眠薬を4分の1錠ずつ減らし，1～2週間経過をみて問題がなければさらに4分の1錠減量するなど時間をかけて減量します</u>。特に，2錠以上服用している，2種類以上服用している，長期間服用している方は，緩やかな減量が必要です。減量する睡眠薬の順番も決まっています。したがって睡眠薬の減量は自己判断で行わず，必ず主治医に相談してから行ってください。また，最近では減薬時の不快な症状が少ない睡眠薬も開発されています。不眠症が治っていれば睡眠薬は減

149

量，中止できます。睡眠薬を減量した直後は睡眠の質が悪く感じることもありますが，多くは数日で回復します。適切な方法で減薬しても不眠症状が持続する場合には，不眠症が治っていない可能性があるので，治療を再開する必要があります。減量は一時中止して主治医に相談してください。

事例 25 文旦が好物の高血圧患者

処方内容

> アダラート CR 錠20mg　　　　　　　　　　1 錠
> 　　　1日1回　朝食後　30日

患者情報

- 50歳，女性
- 会社の健診で高血圧を指摘された。肥満気味で，BMIは26とのこと。

ある日，薬局店頭で…

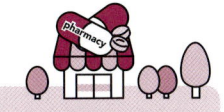

薬剤師：こちらの薬局は初めてですね。
今日は血圧の薬が1カ月分出ていますね。

患者：いつもと同じ薬よね。
前にもらった1カ月分が，ちょうどなくなったところなのよ。

薬剤師：そうですか。今日は，血圧はどのくらいでしたか？

患者：今日は，138/82mmHgで先生に褒められたわ。

薬剤師：薬の飲み忘れはありませんか？
また，前の薬局でもお聞きかと思いますが，この薬の服用中にグレープフルーツやジュースを飲んだり食べたりすると薬が効き過ぎてしまうことがあるかも知れませんので，グレープフルーツや文旦など食べないでくださいね。

患者：えっ！？　グレープフルーツだけじゃないの，文旦も…。九州の実家から送ってもらってるの，文旦大好きで。
血圧も下がってきたので薬を飲むのやめようかしら…。

さあ，このケースで，あなたならどうする？？

現場の Question

:: 「文旦を食べられないなら…」と服薬拒否する患者への対応は？

◯ 考え方のPoint

　グレープフルーツや文旦（表）によるアダラートCRの代謝阻害。影響は一過性ではないので，「服用中はグレープフルーツや文旦，グレープフルーツジュースなどは摂らないように」と説明すると，患者は「文旦が食べられないのなら，薬はいらない」という。予想外のことに驚きながらも，「では，降圧作用の増強は必ず現れるわけではないので，家で血圧を測ってなるべく注意して少しだけ摂るように」と言い直すが，患者は「そんな曖昧なことでは困るし，恐る恐る食べるのもいやだ」と受け入れない。この患者にとって，文旦が食べられな

表　主な柑橘類の特徴と，研究で報告されているフラノクマリン類含量

名称	特徴	フラノクマリン類の含量 ベルガモチン	ジヒドロキシベルガモチン
グレープフルーツ	外観は黄色で，直径は10〜13cm。果肉は白黄色で，ホワイト種と呼ばれている（一般的に市販されているホワイト種は主にマーシュシードレス）果汁は多く，さわやかな酸味とわずかな苦味がある	・3.95mg/果肉223.1g ・10.8mg/L ・16μmol/L ・20.1μmol/L ・28μmol/L ・6μmol/L（果肉中）	・4.32mg/果肉223.1g ・6.6mg/L ・23μmol/L ・42μmol/L ・118μmol/L（果肉中）
	外観はホワイト種よりもやや赤みがかっており，果肉は赤みを帯び，ルビー種と呼ばれている。ホワイト種よりもやや甘味が強い	3.1μmol/L	10.3μmol/L
ダイダイ，サワーオレンジ	文旦とマンダリンの交雑種。酸味や苦味が強く甘味が弱いため，生食には不向き	5μmol/L	36μmol/L
オロブランコ（商品名：スウィーティー）	グレープフルーツと文旦の交雑種。果皮は緑色をしており，酸味が少なく，甘味が強い	─	─
文旦（ざぼん）	果皮は1〜2cmと厚く，果肉は苦味があり，果汁は少ない	31.9μM	29.5μM

「健康食品」の安全性・有効性情報より（http://hfnet.nih.go.jp/contents/detail825.html）

いことは生活の楽しみが奪われるような重大なことらしい。

　薬剤師としては，文旦を食べることよりも血圧を下げることのほうが当然重要で，そのために薬を飲むのだから，多少のことは我慢してほしいと思う。しかし，よく考えてみると，これは薬剤師のおごりであろう。薬を飲むことを優先すべきだと思いがちだが，患者のことを思えば，日常生活を送るなかで無理なく飲み続けられるように考えなくてはならない。QOLへの影響というと副作用のことがすぐ思い浮かぶが，食べ物との関係なども含め，さらに幅広い注意が必要である。

押さえておこう

QOLに配慮し，患者に合わせた薬を提案

こんなときは――

提案1　疑義照会の前に代替案を用意

　疑義照会では，"患者を薬に合わせる"のではなく，"薬を患者に合わせる"ように試みることが大切である。ジヒドロピリジン系カルシウム拮抗薬のなかでも，アムロジピンはグレープフルーツによる影響が比較的少ないことが知られている。代謝は他の薬剤と同様，CYP3A4の関与が大きいということだが，インタビューフォームによれば，外国健常人での検討では，グレープフルーツジュースの同時飲用によってもAUCやC_{max}，血圧，心拍数などに大きな影響は認められていない。これは他の薬剤に比べて半減期が長く，吸収や分布がゆっくり行われていることなどが関係しているらしい。また，適応症も高血圧と狭心症の両方があるので，問題は少ない。

　疑義照会にあたっては，医師への問い合わせ方に注意しなければならない。治療を円滑に進めるため，単に「どうすればよいか？」と聞くのではなく，アムロジピンへの変更などの代替案を用意したうえで疑義照会に臨む必要がある。

　ニフェジピンとグレープフルーツジュースは，添付文書では併用注意とされている。グレープフルーツ果肉摂取1時間後のニフェジピン徐放錠服用でAUCが1.3倍程度に増加したとの報告もある。CYP3A4は消化管の全CYPsの70%を占めるとの報告がある。グレープフルーツに含まれるベルガモチンやジヒドロキシベルガモチンのようなフラノクマリンが消化管のCYP3A4を阻害（阻害

作用は3〜7日継続するとの報告がある）することが相互作用発生の機序であるが，表に示すように果実間でも含有量にかなり差があることがわかる。

　問題となるのは，患者が文旦を食べるのを非常に楽しみにしていて，これを禁止することでつらい思いをさせ，QOLが低下し，ノンコンプライアンスにつながるおそれもあるということだ。医師にはその旨を伝えたうえで，治療継続のためにQOLへの影響がより小さい薬剤に変更する必要があることを納得してもらうように努めるべきである。

提案2　手帳の記録で同様の問題を回避

　グレープフルーツとの相互作用が問題となる薬剤はアダラートCRだけではない。今後も同じような問題が起こり，再び疑義照会の必要が生じ，薬を変更することになるかもしれない。それを避けるためには，例えばグレープフルーツを毎日食べていることなど，患者の食生活や嗜好品について，お薬手帳に記載し，医師に確認してもらうように配慮する必要がある。

　また，グレープフルーツとの相互作用が問題となる薬剤やその代替薬のリストなども併せて添付し，なるべく安心して飲める薬剤を処方してもらえるように働きかけることが大切である。

たとえば，こんな 服薬指導

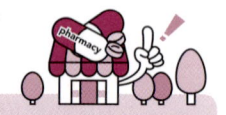

薬剤師：文旦は，よく召し上がるのですか？

患者：ええ。果物のなかで一番好きだから，結構食べるのよ。

薬剤師：そうですか。では，この薬と同じ作用で，文旦を食べてもあまり影響のない薬がありますので，それに変更できないか先生に相談してみます。少しお時間をいただけますか。

嗜好品との相互作用

嗜好品	薬剤例	相互作用
グレープフルーツ，スウィーティー，文旦	・カルシウム拮抗薬　・シロスタゾール ・カルバマゼピン　・シンバスタチン ・エレトリプタン　・タクロリムス水和物 ・ゲフィチニブ　・タミバロテン ・シクロスポリン　・ピモジド　　など	柑橘類中に含まれる成分がCYP3A4を阻害するため，薬剤の代謝が滞り，血中濃度が上昇して作用が強く現れる可能性がある
セント・ジョーンズ・ワート(SJW)を含むハーブティー	・カルバマゼピン　・タクロリムス水和物 ・エレトリプタン　・タミバロテン ・キニジン　・フェノバルビタール ・ゲフィチニブ　・フェニトイン ・経口避妊薬　・ジソピラミド ・サキナビル　・プロパフェノン ・ジギタリス　・ワルファリン ・シクロスポリン　　など	SJWがCYP3A4を誘導するため，薬剤の代謝が進んで血中濃度が低下し，十分な効果が得られなくなる可能性がある
酸性飲料（ジュース，コーラ，コーヒーなど）	・アジスロマイシン水和物(細粒小児用) ・スルタミシリントシル酸塩(細粒小児用) ・ロキタマイシン(ドライシロップ)	酸性下では薬の苦味をマスクしているコーティングが溶け，苦味が発現する
	・ニコチンガム	酸性下ではニコチンの吸収が抑えられ，十分な効果が得られなくなる可能性がある
コーヒー	・カフェインを含む製剤 ・キサンチン系薬剤を含む製剤 ・中枢興奮作用をもつ成分を含む薬剤	—
	・フルボキサミンマレイン酸塩 ・CYP1A2を阻害するニューキノロン系抗菌薬（シプロフロキサシン，トスフロキサシン，ノルフロキサシン，プルリフロキサシン）	薬のCYP1A2の阻害作用により，カフェインの作用が増強する可能性がある
トクホのお茶（血糖値が気になり始めた方）	・α-グルコシダーゼ阻害薬	両者の作用が重なって，腸内に未消化の糖が増え，腹部膨満感，放屁，便秘などの症状が現れやすくなる
クエン酸含有飲料	・アルミニウム含有製剤	アルミニウムとクエン酸が易溶性のキレートを形成するため，アルミニウムの吸収が増加し，血中アルミニウム濃度が上昇する
カリウムを豊富に含む食品(野菜ジュース，青汁アガリスクなどのキノコ)	・タクロリムス水和物	タクロリムス水和物によって腎機能が低下し，カリウムの排泄が遅延，高カリウム血症を引き起こすことがある

次頁へ続く

嗜好品	薬剤例	相互作用
カリウムを豊富に含む食品(野菜ジュース,青汁,アガリクスなどのキノコ)	・カリウム製剤　・ACE阻害薬,ARB ・カリウム保持性利尿薬	カリウムの血中濃度が上昇する可能性がある
ビタミンKを豊富に含む飲料(野菜ジュース,青汁)	・ワルファリンカリウム	ワルファリンの作用が減弱する可能性がある
牛乳	・腸溶性製剤	薬剤が胃で溶けてしまい,十分な効果が得られなくなる可能性がある
牛乳	・テトラサイクリン系抗生物質 ・シプロフロキサシン ・ビスホスホネート系製剤	薬剤と金属イオンが難溶性のキレートを作り,両者の吸収を阻害する可能性がある
ミネラルウォーター	・テトラサイクリン系抗生物質 ・ニューキノロン系抗菌薬 ・ビスホスホネート系製剤	薬剤と金属イオンが難溶性のキレートを作り,両者の吸収を阻害する可能性がある
鉄を豊富に含む食品(ウコン,鉄強化シルクなど)	・甲状腺ホルモン剤 ・セフジニル ・テトラサイクリン系抗生物質 ・ニューキノロン系抗菌薬	鉄が薬剤の吸収を阻害する可能性がある
アルコール常飲者	・アセトアミノフェン	重篤な肝障害が引き起こされる可能性がある
アルコール	・中枢抑制作用をもつ薬剤	眠気が強く出る可能性がある
アルコール	・ジスルフィラム	急性アルコール中毒症状(顔面潮紅,血圧降下,悪心,頻脈,めまい,呼吸困難,視力低下)が現れる
タバコ(喫煙)	・オランザピン　・プロプラノロール ・テオフィリン　・メキシレチン ・ゾルミトリプタン　・リトナビル	喫煙によりCYP1A2が誘導されて,薬剤の代謝が進み,血中濃度が低下する可能性がある。禁煙による血中濃度の上昇,作用増強にも注意
タバコ(喫煙)	・ニコチン製剤(ガム・パッチ)	ニコチンの過剰摂取となり,めまい,吐き気・嘔吐,動悸などの症状が引き起こされる可能性がある
タバコ(喫煙)	・経口避妊薬	外国において,喫煙により,血栓症などの重篤な副作用の危険性が増大するとの報告がある
フロクマリンを含む食品(アメリカボウフウ,イチジク,セロリ,ニンジン,パセリ,ライム,カラシなど)	・メトキサレン	光線感受性が増大し,光毒性を増強することがある

事例 26 太ったことを気にする抗精神病薬服用患者

処方内容

```
ジプレキサ錠5mg                           2錠
    1日1回  夕食後  14日
ハルシオン 0.25mg 錠                      1錠
サイレース錠2mg                            1錠
    1日1回  就寝前  14日
```

患者情報
- 18歳，女性。統合失調症。
- 体調は安定している様子だが，太ってきたことを気にしている。

ある日，薬局店頭で…

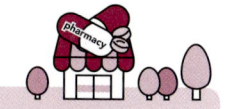

薬剤師：こんにちは。お変わりはありませんか？

患者：はい，体調はいいです。ただ，食欲がありすぎて，つい食べ過ぎてしまうんです。

薬剤師：体重は増えましたか？

患者：半年前よりも10kg以上増えました。食事は減らしているんですが，全然減らなくて…。太らない薬に替えられないでしょうか？

さあ，このケースで，あなたなら どうする？？

現場の Question

:: 患者がジプレキサによる体重増加を気にしている場合の対応は？

○ 考え方のPoint

　ジプレキサやリスパダールなどの非定型抗精神病薬が臨床導入されてから，体重増加や血糖値上昇，糖尿病といった副作用が問題とされることが多くなっている。抗精神病薬による体重増加はフェノチアジン系薬剤などでも知られていたが，ジプレキサによる体重増加は，それよりはるかに深刻で，3カ月程度で4〜5kg，1年間で10kg以上増加という例もまれではない。

　体重増加の副作用で考えるべき問題は2つある。1つは，血糖値上昇が糖尿病性ケトアシドーシスのような重篤な急性期症状を引き起こしたり，内臓脂肪の蓄積やインスリン抵抗性の増大，糖尿病などが脳卒中や心筋梗塞のリスクを高めたりするという，生命予後への影響である。もう1つは，美容上の問題から患者のアドヒアランスが低下し，服薬が中断される危険性である。

　どちらの問題も重要で，対応は必須であるが，体重増加の発現機序については，中枢ヒスタミンH_1受容体やセロトニン$5-HT_2c$受容体遮断作用などの影響が指摘されているものの，いまだ明らかではないため特別な対策はとれない。したがって薬局での対応は，食事や運動など生活習慣への注意喚起が主となるが，統合失調症の患者の場合，陰性症状ともなると運動量は少なく，本人が食事に対して積極的に注意できる状況ではないことも多い。本例のようなケースでは，医師も対応に苦慮していることが多いといわれているため，疑義照会を行ったところで，短時間のやり取りで容易に解決できることはないだろう。

> 押さえておこう

疑義照会での解決は困難。生活指導の工夫と継続を

事例 26

○ こんなときは──

提案1 生活指導を計画的・継続的に

　患者の体重増加を防ぐために何ができるか，薬局・薬剤師として真剣に考えるべきである。生活習慣への注意喚起は，基本的にはメタボリックシンドロームや生活習慣病への対応と同じだが，患者の病状や家族関係などの状況を把握したうえで，どのように生活習慣への注意を実践してもらうかを個別に検討する。

　血糖値上昇のリスクを説明したうえで，尿糖・血糖値の自己測定を勧めてもよいかもしれない。一朝一夕で解決する問題ではないが，パンフレットなどのさまざまな指導ツールも活用し，計画的かつ継続的な対応に努めたい。

提案2 アドバイス内容を手帳に記載し，医師との協力関係を構築

　体重増加に関するアドバイスを行った際は，その内容をお薬手帳に記載し，医師にも確認してもらうことで相互の協力関係を作るとよいだろう。あるいは，体重や尿糖，食事・運動内容などを継続的に記録するための用紙を作成し，手帳に挟みこんで活用するよう勧めるのも一つの方法である。

店頭で便利なツール

体重増加が問題となる薬

　添付文書に体重増加が記載されている薬剤のリストを挙げる。薬の使用が体重増加につながる理由は薬によって異なるが，これらを使用するときは定期的に体重をモニターすることが必要といえる。急激な体重変化が浮腫の発見などにつながることになる。

「体重増加」の副作用が知られている薬剤

【　】は添付文書の記載項目。
【　】のないものは「その他の副作用」に記載

薬効分類	一般名	商品名	記載内容（発現頻度）
抗てんかん薬	レベチラセタム	イーケプラ錠250mg・錠500mg・ドライシロップ50%	体重増加（3%以上）
	ガバペンチン	ガバペン錠200mg・錠300mg・錠400mg・シロップ5%	体重増加（3%未満）

次頁へ続く

薬効分類	一般名	商品名	記載内容
抗てんかん薬	カルバマゼピン	テグレトール錠100mg・錠200mg・細粒50%	体重増加（0.1〜5%未満）
	バルプロ酸ナトリウム	デパケン錠100mg・錠200mg・細粒20%・細粒40%・シロップ5%	体重増加（頻度不明）
		デパケンR錠100mg・R錠200mg	体重増加（0.1〜5%未満）
	トピラマート	トピナ錠25mg・錠50mg・錠100mg・細粒10%	体重増加（0.1〜5%未満）
	クロバザム	マイスタン錠5mg・錠10mg・細粒1%	体重増加（0.1〜5%未満）
	クロナゼパム	ランドセン錠0.5mg・錠1mg・錠2mg・細粒0.1%・細粒0.5%・リボトリール錠0.5mg・錠1mg・錠2mg・細粒0.1%・細粒0.5%	体重増加（0.1%未満）
定型抗精神病薬	クロルプロマジン塩酸塩	ウインタミン錠12.5mg・錠25mg・錠50mg・錠100mg・細粒（10%）コントミン糖衣錠12.5mg・糖衣錠25mg・糖衣錠50mg・糖衣錠100mg	体重増加（0.1〜5%未満）
	ペルフェナジン	トリラホン錠2mg・錠4mg・錠8mg・散1%	体重増加（0.1〜5%未満）
	プロペリシアジン	ニューレプチル錠5mg・錠10mg・錠25mg・細粒10%・内服液1%	体重増加（0.1〜5%未満）
	プロクロルペラジンマレイン酸塩	ノバミン錠5mg	体重増加（0.1〜5%未満）
	レボメプロマジンマレイン酸塩	ヒルナミン錠(5mg)・錠(25mg)・錠(50mg)・散50%・細粒10%レボトミン錠5mg・錠25mg・錠50mg・散10%・散50%・顆粒10%	体重増加（0.1〜5%未満）
	ペルフェナジンマレイン酸塩	ピーゼットシー糖衣錠2mg・糖衣錠4mg・糖衣錠8mg・散1%	体重増加（0.1〜5%未満）
	ブロムペリドール	インプロメン錠・細粒1%	体重増加（0.1〜5%未満）
	クロカプラミン塩酸塩水和物	クロフェクトン錠10mg・錠25mg・錠50mg・顆粒10%	体重増加（5%以上または頻度不明）
	スピペロン	スピロピタン錠0.25mg・錠1mg	体重増加（頻度不明）
	ハロペリドール	セレネース錠0.75mg・錠1mg・錠1.5mg・錠3mg・細粒1%・内服液0.2%	体重増加（5%未満）
	スルトプリド塩酸塩	バルネチール錠50・錠100・錠200・細粒50%	体重増加（0.1〜5%未満）
	ピパンペロン塩酸塩	プロピタン錠50mg・散10%	体重増加（0.1〜5%未満）
	ゾテピン	ロドピン錠25mg・錠50mg・錠100mg・細粒10%・細粒50%	体重増加（0.1%未満）
非定型抗精神病薬	パリペリドン	インヴェガ錠3mg・6mg・9mg	体重増加（5%以上）
	アリピプラゾール	エビリファイ錠3mg・錠6mg・錠12mg・散1%・OD錠3mg・OD錠6mg・OD錠12mg・OD錠24mg・内用液0.1%	体重増加（5%以上）
	ネモナプリド	エミレース錠3mg・錠10mg	体重増加（0.1〜5%未満）
	クロザピン	クロザリル錠25mg・錠100mg	体重増加（5%以上）
	オランザピン	ジプレキサ錠2.5mg・錠5mg・錠10mg・ザイディス錠5mg・ザイディス錠10mg・細粒1%	体重増加（1%以上）

事例 26

薬効分類	一般名	商品名	記載内容
非定型抗精神病薬	クエチアピンフマル酸塩	セロクエル25mg錠・100mg錠・200mg錠・細粒50%	体重増加（1～5%未満）
	リスペリドン	リスパダール錠1mg・錠2mg・錠3mg・細粒1%・OD錠0.5mg・OD錠1mg・OD錠2mg・内用液1mg/mL	体重増加（1%未満）
	ペロスピロン塩酸塩	ルーラン錠4mg・錠8mg・錠16mg	体重増加（0.1～1%未満）
	ブロナンセリン	ロナセン錠2mg・錠4mg・錠8mg・散2%	体重増加（5%未満）
抗うつ薬	クロミプラミン塩酸塩	アナフラニール錠10mg・錠25mg	体重増加（5%以上または頻度不明）
	イミプラミン塩酸塩	イミドール糖衣錠（10）・糖衣錠（25）	体重増加（頻度不明）
		トフラニール錠10mg・錠25mg	体重増加（0.1～5%未満）
	トラゾドン塩酸塩	デジレル錠25・錠50	体重増加（0.1%未満）
	ミアンセリン塩酸塩	テトラミド錠10mg・錠30mg	体重増加（0.1%未満）
	アミトリプチリン塩酸塩	トリプタノール錠10・錠25	体重増加（5%以上又は頻度不明）
	マプロチリン塩酸塩	ルジオミール錠10mg・錠25mg	体重増加（0.1%未満）
	トラゾドン塩酸塩	レスリン錠25・錠50	体重増加（0.1%未満）
抗うつ薬（NaSSA）	ミルタザピン	リフレックス錠15mg	体重増加（5%以上）
抗うつ薬（SNRI）	デュロキセチン塩酸塩	サインバルタカプセル20mg・カプセル30mg	体重増加（1～5%未満）
抗うつ薬（SSRI）	塩酸セルトラリン	ジェイゾロフト錠25mg・錠50mg・100mg・OD錠25mg・OD錠50mg・OD錠100mg	体重増加（1%未満）
	フルボキサミンマレイン酸塩	デプロメール錠25・錠50・錠75	体重増加（0.1%未満）
	パロキセチン塩酸塩水和物	パキシル錠5mg・錠10mg・錠20mg・CR錠12.5mg・CR錠25mg	体重増加（1%未満）
	フルボキサミンマレイン酸塩	ルボックス錠25・錠50・錠75	体重増加（0.1%未満）
	エスシタロプラムシュウ酸塩	レクサプロ錠10mg	体重増加（1%未満）
躁状態治療薬	炭酸リチウム	リーマス錠100・錠200	体重増加（0.5%未満）
精神神経用薬（合剤）	クロルプロマジン塩酸塩・プロメタジン塩酸塩・フェノバルビタール	ベゲタミン-A配合錠・-B配合錠	体重増加（頻度不明）
中枢神経刺激薬	メチルフェニデート塩酸塩	コンサータ錠18mg・錠27mg・錠36mg	＊体重増加不良（1%未満）として記載あり
ナルコレプシー治療薬	モダフィニル	モディオダール錠100mg	体重増加（5%未満）
精神・情動安定剤	スルピリド	ドグマチール錠100mg・錠200mg	体重増加（0.1～5%未満）
胃・十二指腸潰瘍治療薬、精神神経用薬	スルピリド	ドグマチールカプセル50mg・錠50mg・細粒10%・細粒50%	総合失調症，うつ病，うつ状態の場合 体重増加（0.1～5%未満）

次頁へ続く

薬効分類	一般名	商品名	記載内容
降圧薬、精神疾患治療薬	レセルピン	アポプロン錠0.25mg・散0.1%	体重増加（0.1%未満）
抗造血器悪性腫瘍薬	レナリドミド水和物	レブラミドカプセル5mg	体重増加（1%未満）
肝臓疾患用薬・アレルギー用薬	グリチルリチン酸ーアンモニウム・グリシン・DL-メチオニン	グリチロン配合錠	偽アルドステロン症（頻度不明）：低カリウム血症，血圧上昇，ナトリウム・体液の貯留，浮腫，尿量減少，体重増加等の偽アルドステロン症があらわれることがあるので，観察（血清カリウム値の測定等）を十分に行い，異常が認められた場合には投与を中止すること【重大な副作用】
アレルギー性疾患治療薬	オロパタジン塩酸塩	アレロック錠2.5・錠5・OD錠2.5・OD錠5・顆粒0.5%	体重増加（0.1%未満）
	ケトチフェンフマル酸塩	ザジテンカプセル1mg・シロップ0.02%・ドライシロップ0.1%	体重増加（0.1%未満）
	セチリジン塩酸塩	ジルテック錠5・ジルテック錠10・ドライシロップ1.25%	体重増加（頻度不明）
ロイコトリエン受容体拮抗薬	ザフィルルカスト	アコレート錠20mg	体重増加（0.1〜5%未満）
消炎鎮痛薬	セレコキシブ	セレコックス錠100mg・錠200mg	体重増加（0.1%未満）
消炎鎮痛薬	アンピロキシカム	フルカムカプセル13.5mg・カプセル27mg	体重増加（頻度不明）
パーキンソン病薬	プラミペキソール塩酸塩水和物（徐放錠）	ミラペックスLA錠0.375mg・LA錠1.5mg	過食（体重増加）（頻度不明）
パーキンソン病薬レストレスレッグス治療薬	プラミペキソール塩酸塩水和物	ビ・シフロール錠0.125mg・錠0.5mg	過食（体重増加）（0.1%未満）
レストレスレッグス治療薬	ガバペンチンエナカルビル	レグナイト錠300mg	体重増加（1〜5%未満）
疼痛治療薬	プレガバリン	リリカカプセル25mg・カプセル75mg・カプセル150mg	体重増加（1%以上）
降圧薬	メチルドパ水和物	アルドメット錠125・錠250	体重増加（頻度不明）
	アムロジピンベシル酸塩	ノルバスク錠2.5mg・錠5mg・錠10mg・OD錠2.5mg・OD錠5mg・OD錠10mg	体重増加（頻度不明）
ARB・Ca拮抗薬配合剤	イルベサルタン・アムロジピンベシル酸	アイミクス配合錠LD・配合錠HD	体重増加（0.5%未満）
	バルサルタン・アムロジピンベシル酸塩	エックスフォージ配合錠・配合OD錠	体重増加（頻度不明）
	テルミサルタン・アムロジピンベシル酸塩	ミカムロ配合錠AP・配合錠BP	体重増加（頻度不明）

薬効分類	一般名	商品名	記載内容
ARB・Ca拮抗薬配合剤	カンデサルタンシレキセチル・アムロジピンベシル酸塩	ユニシア配合錠LD・配合錠HD	体重増加(頻度不明)
α、β遮断薬	カルベジロール	アーチスト錠 1.25mg・2.5mg・10mg・20mg	本剤の投与初期及び増量時は,心不全の悪化,浮腫,体重増加,めまい,低血圧,徐脈,血糖値の変動,及び腎機能の悪化が起こりやすいので,観察を十分に行い,忍容性を確認すること
β遮断薬	メトプロロール酒石酸塩	セロケン錠20mg・L錠120mg	体重増加(頻度不明)
降圧薬(配合剤)	ベンチルヒドロクロロチアジド・レセルピン・カルバゾクロム	ベハイドRA配合錠	体重増加(頻度不明)
Ca拮抗薬・スタチン系薬剤配合剤	アムロジピンベシル酸塩・アトルバスタチンカルシウム水和物	カデュエット配合錠1番・配合錠2番・配合錠3番・配合錠4番	体重増加(頻度不明)
非律動性不随意運動治療薬	テトラベナジン	コレアジン錠12.5mg	体重増加(5%以上)
肺動脈性肺高血圧症治療薬	ボセンタン水和物	トラクリア錠62.5mg	心不全,うっ血性心不全(頻度不明)心不全が増悪することがあるので,投与中は観察を十分に行い,体液貯留,急激な体重増加,心不全症状・徴候(息切れ,動悸,心胸比増大,胸水等)が増悪あるいは発現した場合には,投与を中止するなど適切な処置を行うこと。【重大な副作用】
	タダラフィル	アドシルカ錠20mg	体重増加(1～5%未満)
胃・十二指腸潰瘍、胃炎治療薬	グルタミン・水酸化アルミニウム・炭酸水素ナトリウム共沈物・ピペタナート塩酸塩(添加物として,グリチルリチン酸モノカリウム)	エピサネートG配合顆粒	長期連用により低カリウム血症,血圧上昇,ナトリウム・体液の貯留,浮腫,体重増加等の偽アルドステロン症があらわれることがあるので,観察を十分に行い,異常が認められた場合には,投与を中止すること。また,低カリウム血症の結果としてミオパチーがあらわれるおそれがある。【重大な副作用】

次頁へ続く

薬効分類	一般名	商品名	記載内容
健胃消化薬	メタケイ酸アルミン酸マグネシウム・炭酸水素ナトリウム・沈降炭酸カルシウム・ジアスターゼ・オウレン末・チョウジ末・ウイキョウ末・ショウキョウ末・サンショウ末・ケイヒ末・カンゾウ末	FK配合散	カンゾウを配合しているため，長期連用により低カリウム血症，血圧上昇，体重増加，浮腫等（頻度不明）
	メタケイ酸アルミン酸マグネシウム・ジアスターゼ・炭酸水素ナトリウム・沈降炭酸カルシウム・チョウジ末・ウイキョウ末・ケイヒ末・ショウキョウ末・オウレン末・サンショウ末・カンゾウ末	KM散	低カリウム血症，血圧上昇，体重増加，浮腫（カンゾウを配合しているため，長期連用によりあらわれることがある。）（頻度不明）
	ウルソデオキシコール酸・ジアスターゼ・リパーゼ・ケイ酸マグネシウム・炭酸水素ナトリウム・沈降炭酸カルシウム・ゲンチアナ末・カンゾウ末・ショウキョウ末・チョウジ末・ケイヒ末・ウイキョウ末・サンショウ末	TM配合散	低カリウム血症，血圧上昇，体重増加，浮腫（カンゾウを配合しているため，長期連用によりあらわれることがある。）（頻度不明）
	サナルミン・ビオヂアスターゼ・炭酸水素ナトリウム・沈降炭酸カルシウム・チョウジ末・ケイヒ末・ショウキョウ末・オウレン末・ウイキョウ末・サンショウ末・カンゾウ末	M・M配合散	長期連用により低カリウム血症，血圧上昇，体重増加，浮腫等（カンゾウを配合しているため）（頻度不明）
	ジアスターゼ・メタケイ酸アルミン酸マグネシウム・炭酸水素ナトリウム・沈降炭酸カルシウム・チョウジ末・ウイキョウ末・ケイヒ末・ショウキョウ末・オウレン末・サンショウ末・カンゾウ末	NIM配合散	低カリウム血症，血圧上昇，体重増加，浮腫等（カンゾウを配合しているため）（頻度不明）

事例 26

薬効分類	一般名	商品名	記載内容
健胃消化薬	メタケイ酸アルミン酸マグネシウム・ジアスターゼ・炭酸水素ナトリウム・沈降炭酸カルシウム・ウイキョウ末・オウレン末・カンゾウ末・ケイヒ末・サンショウ末・ショウキョウ末・チョウジ末	OM配合散	カンゾウを配合するため，長期連用により低カリウム血症，血圧上昇，体重増加，浮腫（頻度不明）
	タカヂアスターゼ・メタケイ酸アルミン酸マグネシウム・炭酸水素ナトリウム・沈降炭酸カルシウム・チョウジ末・ウイキョウ末・ケイヒ末・ショウキョウ末・サンショウ末・オウレン末・カンゾウ末	S・M配合散	低カリウム血症，血圧上昇，体重増加，浮腫（カンゾウを配合しているため，長期連用によりあらわれることがある）（頻度不明）
	ジアスターゼ・サナルミン・ビオヂアスターゼ・ウイキョウ末・合成ケイ酸アルミニウム・炭酸水素ナトリウム・沈降炭酸カルシウム・カンゾウ末・ケイヒ末・ショウキョウ末・オウレン末・チョウジ末・サンショウ末	YM散「イセイ」	低カリウム血症，血圧上昇，体重増加，浮腫（カンゾウを配合しているため，長期連用によりあらわれることがある）（頻度不明）
	炭酸水素ナトリウム・炭酸マグネシウム・沈降炭酸カルシウム・乾燥水酸化アルミニウムゲル・ジアスメン・ケイヒ末・ニガキ末・ショウキョウ末・ウイキョウ末・カンゾウ末・オウバク末	つくしA・M配合散	低カリウム血症，血圧上昇，体重増加，浮腫（カンゾウを配合しているため，長期連用によりあらわれることがある）（頻度不明）

次頁へ続く

薬効分類	一般名	商品名	記載内容
クロライドチャネルアクベーター	ルビプロストン	アミティーザカプセル24μg	体重増加(1%未満)
選択的NK1受容体拮抗型制吐薬	アプレピタント	イメンドカプセル125mg・カプセル80mg・カプセルセット	体重増加(5%未満) *体重減少(5%未満)の記載もあり。
副腎皮質ホルモン剤	ヒドロコルチゾン	コートリル錠10mg	体重増加(頻度不明)
	ベタメタゾン	リンデロン錠0.5mg・散0.1%・シロップ0.01%	体重増加(頻度不明)
	デキサメタゾン	レナデックス錠4mg	体重増加(10%未満)
	プレドニゾロン	プレドニン錠5mg	体重増加(頻度不明)
副腎皮質ホルモン・抗ヒスタミン薬配合剤	ベタメタゾン・d-クロルフェニラミンマレイン酸塩	セレスタミン配合錠・配合シロップ	体重増加(0.1～5%未満)
鉱質コルチコイド剤	フルドロコルチゾン酢酸エステル	フロリネフ錠0.1mg	体重増加 (5%以上又は頻度不明)
卵胞ホルモン製剤	エストリオール	エストリール錠100γ・錠0.5mg・錠1mg	体重増加(5%未満)
レトロ・プロゲステロン製剤	ジドロゲステロン	デュファストン錠5mg	体重増加(頻度不明)
経口黄体ホルモン製剤	メドロキシプロゲステロン酢酸エステル	ヒスロン錠5	体重増加(頻度不明)
抗悪性腫瘍経口黄体ホルモン製剤	メドロキシプロゲステロン酢酸エステル	ヒスロンH錠200mg	体重増加(0.1～15%未満)
前立腺肥大症治療薬	クロルマジノン酢酸エステル	プロスタール錠25・L錠50mg	体重増加(0.1～5%未満)
結合型エストロゲン	結合型エストロゲン	プレマリン錠0.625mg	ナトリウムや体液の貯留(浮腫, 体重増加等)(頻度不明)
前立腺肥大症治療薬	アリルエストレノール	パーセリン錠25mg	体重増加(頻度不明)
黄体・卵胞ホルモン混合製剤(内服用)	ノルエチステロン・メストラノール	ソフィアA配合錠	ナトリウムや体液の貯留による体重増加等(1～5%未満)
	ノルエチステロン・メストラノール	ソフィアC配合錠	ナトリウムや体液の貯留による体重増加等(1%未満)
黄体・卵胞ホルモン配合剤	ノルゲストレル・エチニルエストラジオール	プラノバール配合錠	体重増加(0.1～5%未満)

事例 26

薬効分類	一般名	商品名	記載内容
経口黄体ホルモン・卵胞ホルモン混合月経困難症治療剤	ドロスピレノン・エチニルエストラジオール	ヤーズ配合錠	体重増加（1〜5%未満）
経口腎性貧血用薬・抗乳腺腫瘍薬	メピチオスタン	チオデロンカプセル5mg	体重増加（5%以上又は頻度不明）
子宮内膜症治療剤	ジエノゲスト	ディナゲスト錠1mg・OD錠1mg	体重増加（1%以上）
排卵誘発剤	シクロフェニル	セキソビット錠100mg	体重増加（頻度不明）
経口避妊薬	レボノルゲストレル・エチニルエストラジオール	アンジュ21錠・28錠	体重増加（0.1〜1%未満）
経口避妊薬	ノルエチステロン・エチニルエストラジオール	オーソ777-21錠・M-21錠	体重増加（5%未満）
経口避妊薬	ノルエチステロン・エチニルエストラジオール	シンフェーズT28錠	体重増加（5%未満）
経口避妊薬	レボノルゲストレル・エチニルエストラジオール	トリキュラー錠21・錠28	体重増加（0.1〜5%未満）
経口避妊薬	デソゲストレル・エチニルエストラジオール	マーベロン21・28	体重増加（1%未満）
ウイルソン病治療薬・金属解毒薬	ペニシラミン	メタルカプターゼカプセル200mg	体重増加（頻度不明）
抗リウマチ薬・ウイルソン病治療薬・金属解毒薬	ペニシラミン	メタルカプターゼカプセル50mg・100mg	体重増加（0.1%未満）
インスリン抵抗性改善薬	ピオグリタゾン塩酸塩	アクトス錠15・錠30・OD錠15・OD錠30	【重大な基本的注意】 ・投与中は観察を十分に行い、浮腫、急激な体重増加、心不全症状等がみられた場合には投与中止、ループ利尿剤（フロセミド等）の投与等適切な処置を行うこと。 ・服用中の浮腫、急激な体重増加、症状の変化に注意し、異常がみられた場合には直ちに本剤の服用を中止し、受診するよう患者を指導すること

次頁へ続く

薬効分類	一般名	商品名	記載内容
インスリン抵抗性改善薬	ピオグリタゾン塩酸塩	アクトス錠15・錠30・OD錠15・OD錠30	【重大な副作用】心不全が増悪あるいは発症することがあるので,投与中は観察を十分に行い,浮腫,急激な体重増加,心不全症状・徴候(息切れ,動悸,心胸比増大,胸水等)がみられた場合には投与を中止し,ループ利尿剤等を投与するなど適切な処置を行うこと。特に心不全発症のおそれのある心疾患の患者に投与する際やインスリンと併用する際には,心不全の徴候に注意すること。
選択的DPP-4阻害薬	ビルダグリプチン	エクア錠50mg	体重増加(1%未満)
	シタグリプチンリン酸塩水和物	ジャヌビア錠12.5mg・錠25mg・錠50mg・錠100mg	体重増加(0.1～2%未満)
	リナグリプチン	トラゼンタ錠5mg	体重増加(0.3%以上)
選択的DPP-4阻害薬/チアゾリジン系薬配合剤	アログリプチン安息香酸塩・ピオグリタゾン塩酸塩	リオベル配合錠LD・配合錠HD	【重大な基本的注意】・投与中は観察を十分に行い,浮腫,急激な体重増加,心不全症状等がみられた場合には投与中止,ループ利尿剤(フロセミド等)の投与等適切な処置を行うこと。・服用中の浮腫,急激な体重増加,症状の変化に注意し,異常がみられた場合には直ちに本剤の服用を中止し,受診するよう患者を指導すること
	アログリプチン安息香酸塩・ピオグリタゾン塩酸塩	リオベル配合錠LD・配合錠HD	【重大な副作用】心不全が増悪あるいは発症することがあるので,投与中は観察を十分に行い,浮腫,急激な体重増加,心不全症状・徴候(息切れ,動悸,心胸比増大,胸水等)がみられた場合には投与を中止し,ループ利尿剤等を投与するなど適切な処置を行うこと。特に心不全発症のおそれのある心疾患の患者には注意すること
チアゾリジン系薬・スルホニルウレア系薬配合剤	ピオグリタゾン・グリメピリド	ソニアス配合錠LD・配合錠HD	【重大な基本的注意】・投与中は観察を十分に行い,浮腫,急激な体重増加,心不全症状等がみられた場合には投与中止,ループ利尿剤(フロセミド等)の投与等適切な処置を行うこと。・服用中の浮腫,急激な体重増加,症状の変化に注意し,異常がみられた場合には直ちに本剤の服用を中止し,受診するよう患者を指導すること。

事例 26

薬効分類	一般名	商品名	記載内容
チアゾリジン系薬・スルホニルウレア系薬配合剤	ピオグリタゾン・グリメピリド	ソニアス配合錠LD・配合錠HD	【重大な副作用】心不全が増悪あるいは発症することがあるので，投与中は観察を十分に行い，浮腫，急激な体重増加，心不全症状・徴候（息切れ，動悸，心胸比増大，胸水等）がみられた場合には投与を中止し，ループ利尿剤等を投与するなど適切な処置を行うこと。特に心不全発症のおそれのある心疾患の患者には注意すること
チアゾリジン系薬・ビグアナイド系薬配合剤	ピオグリタゾン塩酸塩・メトホルミン塩酸塩	メタクト配合錠LD・配合錠HD	【重大な基本的注意】・投与中は観察を十分に行い，浮腫，急激な体重増加，心不全症状等がみられた場合には投与中止，ループ利尿剤（フロセミド等）の投与等適切な処置を行うこと。・服用中の浮腫，急激な体重増加，症状の変化に注意し，異常がみられた場合には直ちに本剤の服用を中止し，受診するよう患者を指導すること
	ピオグリタゾン塩酸塩・メトホルミン塩酸塩	メタクト配合錠LD・配合錠HD	【重大な副作用】心不全が増悪あるいは発症することがあるので，投与中は観察を十分に行い，浮腫，急激な体重増加，心不全症状・徴候（息切れ，動悸，心胸比増大，胸水等）がみられた場合には投与を中止し，ループ利尿剤等を投与するなど適切な処置を行うこと。特に心不全発症のおそれのある心疾患の患者には注意すること
速効型インスリン分泌促進薬	レパグリニド	シュアポスト錠0.25mg・錠0.5mg	体重増加（0.1～5%未満）
	ミチグリニドカルシウム水和物	グルファスト錠5mg・錠10mg	体重増加（0.1～5%未満）
速効型インスリン分泌促進薬・食後過血糖改善薬配合剤	ミチグリニドカルシウム水和物・ボグリボース	グルベス配合錠	体重増加（0.1～5%未満）
速効型食後血糖降下薬	ナテグリニド	スターシス錠30mg・錠90mg	体重増加（0.1～5%未満）
免疫抑制薬	シクロスポリン	ネオーラル内用液10%・10mgカプセル・25mgカプセル・50mgカプセル	体重増加（1%未満）
	シクロスポリン	サンディミュンカプセル25mg・カプセル50mg・内用液10%	体重増加（1%未満）
	ミコフェノール酸　モフェチル	セルセプトカプセル250	体重増加（頻度不明）

次頁へ続く

薬効分類	一般名	商品名	記載内容
ヤヌスキナーゼ（JAK）阻害薬	トファシチニブクエン酸塩	ゼルヤンツ錠5mg	体重増加（0.1〜1%未満）
骨粗鬆症治療薬	ラロキシフェン塩酸塩	エビスタ錠60mg	体重増加（0.1%未満）
抗悪性腫瘍薬	テモゾロミド	テモダールカプセル20mg・カプセル100mg	体重増加（10%未満）
	カペシタビン	ゼローダ錠300	体重増加（10%未満）
アロマターゼ阻害薬・閉経後乳癌治療薬	レトロゾール	フェマーラ錠2.5mg	体重増加（1〜5%未満）
抗乳がん薬	タモキシフェンクエン酸塩	ノルバデックス錠10mg・錠20mg	体重増加（0.1〜5%未満）
抗悪性腫瘍薬（キナーゼ阻害薬）	イマチニブメシル酸塩	グリベック錠100mg	体重増加（1〜5%未満）
	アキシチニブ	インライタ錠1mg・錠5mg	体重増加（1%未満）
	スニチニブリンゴ酸塩	スーテントカプセル12.5mg	体重増加（2〜20%未満）
	ダサチニブ	スプリセル錠20mg・50mg	体重増加（10%以上）
	ニロチニブ塩酸塩水和物	タシグナカプセル150mg・200mg	体重増加（1%以上）
前立腺癌治療薬	ビカルタミド	カソデックス錠80mg・OD錠80mg	体重増加（0.1%未満）
抗HIV薬	ラルテグラビルカリウム	アイセントレス錠400mg	体重増加（2%未満）
	サキナビルメシル酸塩	インビラーゼカプセル200mg・錠500mg	体重増加（1%未満）
	マラビロク	シーエルセントリ錠150mg	体重増加（2%未満）
	エファビレンツ	ストックリン錠200mg・錠600mg	体重増加（1%未満）
	アタザナビル硫酸塩	レイアタッツカプセル150mg・カプセル200mg	体重増加（1%未満）
経口抗真菌薬	イトラコナゾール	イトリゾールカプセル50	体重増加（頻度不明）
	イトラコナゾール	イトリゾール内用液1%	体重増加（0.1%未満）
オキサゾリジノン系合成抗菌薬	リネゾリド	ザイボックス錠600mg	体重増加（頻度不明）
勃起不全治療薬	タダラフィル	シアリス錠5mg・錠10mg・錠20mg	体重増加（0.2〜1%未満）

事例 27 筋肉痛を訴える脂質異常症患者

処方内容

> リピトール錠10mg　　　　　　　　　　1錠
> 　　1日1回　就寝前服用　30日

患者情報
- 60歳　女性
- LDLコレステロールが高く，リピトールを1カ月半前から服用。

ある日，薬局店頭で…

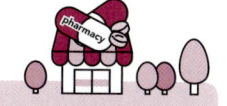

薬剤師：今日も前回と同じ薬が出ていますね。検査値はよくなってきましたか？

患者：まだ少し高いみたいだけど，LDLコレステロールは下がってはきているわ。

薬剤師：薬の効果が出ているようですね。他にお変わりはありませんか？

患者：大したことはないけれど，毎日の散歩で足や腰が痛んで…。筋肉痛かしら？

さあ，このケースで，あなたならどうする？？

現場の Question

:: リピトール服用中の患者から筋肉痛の訴えあり。横紋筋融解症では？

○ 考え方のPoint

　スタチン系薬剤による横紋筋融解症が問題となって久しい。薬剤師であれば誰もが知っている重篤な副作用であり，服薬指導時には筋肉痛の確認も頻繁に行われる。だが，筋肉痛そのものはごくありふれた症状で，患者から訴えられることもよくある。

● 重篤な副作用は安心感のある説明を

　問題となるのは，患者の訴える痛みと使用薬剤の関係である。スタチン系薬剤による横紋筋融解症は，発症機序は確定されていないが，細胞膜内のコレステロール減少など，そのHMG-CoA還元酵素阻害作用に由来するとされており，服用すれば誰にでも起こりうる。ただし，厚生労働省の「重篤副作用疾患別対応マニュアル」によれば，筋毒性の程度にはかなりの個人差があり，米国の調査結果では，スタチン系薬剤服用者で筋肉痛は2～7%で生じるが，重篤な筋障害がみられるのは0.08%程度とされている。

　すなわち，筋肉痛の発生頻度は高いものの，重篤例はその1/25～1/100程度にとどまり，必ずしも"筋肉痛＝横紋筋融解症"ではない。薬剤師が横紋筋融解症の副作用について，患者に説明し過ぎることによる服薬中断について医師からの批判も多い。重篤な副作用こそ，服薬説明には安心感を与えるものでなければならない。

● 横紋筋融解症の症状

　横紋筋融解症の一般的症状としては筋肉痛のほか，筋力低下や疲労感，しびれなどがあり，障害部位は下肢，特に大腿部などの近位筋が主体となる。また，筋壊死の結果，脱力やミオグロビンの尿中排泄による赤褐色尿が発現し，臨床検査でみられる血中CK上昇が発見の重要な手がかりとなる。

　同マニュアルによれば，スタチン系薬剤による発症パターンは，服用数カ月後から徐々に発症し，筋肉痛が先行することが多く，末梢神経障害の合併がしばしば認められる。治療にあたっては，軽症といえども筋症状が出た段階で，

まずスタチン系薬剤を中止あるいは減量する必要があり，横紋筋融解症が疑われた場合にはできるだけ早く中止する。

> 押さえておこう

副作用の可能性と重篤となるリスクを早急かつ十分に吟味

○ こんなときは――

提案1 疑義照会前に慎重な検討が必要

すぐに横紋筋融解症と決めつけるのでなく，まずは"リピトールによる可能性の有無"，次いで"横紋筋融解症発症の危険性"を検討する。具体的には，服用量や期間，服用前後の変化を把握するとともに，倦怠感やしびれ，脱力感，褐色尿などの症状，併用薬や肝・腎機能の低下など，横紋筋融解症のリスクファクターについて確認する。さらに，服用過誤による過量服用で生じる血中濃度上昇や，ウイルス感染，脱水なども横紋筋融解症のリスクを高めるので注意する。また，日頃行っている運動で筋肉痛がよく生じるという場合は，運動負荷がリスクファクターとなる可能性を考慮する。

疑義照会では，「横紋筋融解症だが，このまま続けてよいか？」と薬剤師の独断を投げかけるのではなく，薬剤師が筋肉痛について検討した結果を伝えたうえで，医師の方針を確認し，対応を相談したい。患者の症状だけで判断するのが難しい場合や，横紋筋融解症の危険性が高い場合などは，血中CK値などの測定を依頼できるとよい。

筋肉痛の程度によっては経過観察のみとされることもあるが，その場合は，何にどう注意するのか確認し，相互の意思疎通を図る。減量する場合は具体的な用量について，中止する場合はその後の治療についての相談が必要となる。スタチン系は各薬剤の基本的な作用は同じだが，代謝酵素や排泄経路などで異なる部分もあり，同系統の他剤が使用を考慮されることもある。薬剤師から薬剤の基本情報を提供し，医師の判断をサポートすることも忘れてはならない。

提案2 アドバース・イベントも貴重な情報として手帳に記載

服薬中に現れた症状は，因果関係が不明であってもアドバース・イベントとして貴重な情報となる。薬歴やお薬手帳には症状発現の事実を記入し，それに

対する薬剤師の評価・対応を記入しておくとよい。医師への直接の疑義照会が難しい場合でも，手帳を通じて薬剤師の対応を患者から伝えてもらい，医師の対応を書き込んでもらうように勧め，患者を通じて情報交換を行うのも一つの方法である。

　スタチン系薬剤による筋肉痛やしびれなどの症状は，HMG-CoA 還元酵素阻害作用による体内のCoQ10減少が関与している可能性もある。その対策としてCoQ10のサプリメント摂取が勧められる場合もあるが，そんな対応についてもお薬手帳に記入し，医師への情報提供につなげたい。

たとえば，こんな 服薬指導

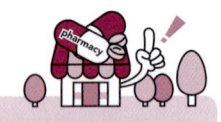

薬剤師：筋肉痛の症状がひどくなっていったり，しびれたり，力が入らなくなったり，尿の色がコーラのような色になったらすぐ連絡をください。いつも尿の色を見る習慣をつけるといいですよ。

患者：尿の色ね…。

横紋筋融解症を引き起こす薬剤

薬剤	発症機序	特徴・注意など
HMG-CoA還元酵素阻害薬	詳細は不明だが、次のような機序が考えられている。 ①形質膜内のコレステロール成分の減少による直接作用 ②HMG-CoAからメバロン酸を経てゲラニルゲラニオール誘導体の減少を生じ、蛋白質のprenylation*の障害を来す ③ゲラニルゲラニオール誘導体の減少から生じるコエンザイムQ10の減少によりエネルギー代謝の障害を生じる　など。 ＊：脂肪酸を介した蛋白修飾の一種で、細胞内シグナル伝達・細胞周期・ミエリン化・細胞骨格蛋白動態など、基本的な細胞機能に関係している。	・水溶性のプラバスタチンでは、筋組織への移行が少ないため、脂溶性のシンバスタチンなどに比べて筋への影響が少ないといわれるが、発症例もあるため、同様の注意が必要。 ・フィブラート系薬剤、ニコチン酸製剤、エリスロマイシン、シクロスポリンなどとの併用で発症頻度が上昇。 ・症状の程度はさまざま。CKが上昇する前に、筋委縮や筋力低下を生じる場合もあるので、状態をよく観察する必要がある。 ・副作用として末梢神経障害があることにも注意。
フィブラート系薬剤	詳細は不明だが、筋形質膜の不安定が主な原因と考えられる。	・投与開始後数カ月～2年までの発症がほとんど。2週間以内の発症が半数を占める。 ・フィブラート系薬剤単独使用でも発症することがあるが、HMG-CoA還元酵素阻害薬との併用で発症頻度は上昇する。 ・腎機能障害者への投与例での発症が多い。
ニューキノロン系を主体とする抗生物質・抗菌薬	詳細は不明だが、ニューキノロン系抗菌薬では直接的な筋毒性の可能性が示唆されている。 ウイスル感染（EBウイルス、単純ヘルペスウイルス、インフルエンザウイルス、アデノウイルスなど）に伴う横紋筋融解症も知られているため、ウイルス性疾患が疑われる場合は注意が必要。	・投与後初期（1～6日程度）に急性に発症することが多い。
抗精神病薬	悪性症候群に伴って発症する。ドパミン受容体遮断作用が関連しているとされるが、ドパミン・セロトニンの不均衡やカルシウムチャネルの関与も考えられる。	・悪性症候群は、抗精神病薬の服用開始当初や増量時（パーキンソン病治療薬では急激な減量時や中止時）にみられることが多い。抗うつ薬によるセロトニン症候群との関連性も指摘されているが、相違点も多く、詳細は不明である。

次頁へ続く

薬剤	発症機序	特徴・注意など
低カリウム血症を来す医薬品	低カリウム血症では，形質膜の興奮性の変化により周期性四肢麻痺を生じることが知られている。低カリウム血症が遷延化すると形質膜の破綻を生じて，筋線維の壊死が広範囲に生じ，横紋筋融解症が引き起こされることがある。	・低カリウム血症を来す薬剤としては，甘草・グリチルリチン酸，利尿薬，瀉下薬，アムホテリシンBなど。 ・サイアザイド系利尿薬を長期間使用していた高齢者で，脱水，低浸透圧，アルカローシスから横紋筋融解症に至った例が報告されている。低ナトリウム血症にも注意。 ・低カリウム血症は，過食（インスリンの分泌によるKの細胞内への移動），アルコール，寒冷などにおいても引き起こされる可能性があり注意が必要。
テオフィリン	テオフィリンの筋肉に対する直接作用と考えられる。	高齢者では，血中濃度が比較的低い例でも横紋筋融解症を発症した例が報告されている。
その他	**機序不明ながら，横紋筋融解症の副作用が報告されている薬剤** 　アンジオテンシンⅡ受容体拮抗薬（ARB）／H$_2$受容体拮抗薬，プロトンポンプ阻害薬／解熱鎮痛薬（NSAIDs）／抗てんかん薬／糖尿病用薬／免疫抑制薬／抗HIV薬　　など	

ミオパチーを引き起こす薬剤

分類	発症機序	報告のある薬剤の例	特徴など
急性中毒性ミオパチー	直接筋組織に作用し、破壊することにより起こる。用量依存性に生じ、原因薬剤の大量投与、肝や腎の障害による排泄低下によって起こりやすい。	クロフィブラート	筋肉内のリポプロテインリパーゼ活性の上昇が関連。腎障害や甲状腺機能低下症例で発症しやすく、横紋筋融解症に至る例もある。
		HMG-CoA 還元酵素阻害薬	細胞中のメバロン酸の合成が阻害されてコエンザイム Q10 が減少し、正常な筋肉細胞呼吸が阻害されるために生じると考えられる。クロルイオンの細胞膜透過性が障害され、myotonic discharge（ミオトニー電位）が認められることから細胞膜障害が原因との説もある。腎障害例に比較的多くみられる（「横紋筋融解症を引き起こす薬剤」も参照）。
		コルヒチン	チュブリンに結合性を有するため、微小管の形成が阻害される。これにより筋では筋管細胞や筋芽細胞の生成が抑制され、長軸方向の筋骨格の維持ができなくなる。腎障害例で発症しやすい。大量投与では間欠投与でも発症したとの報告があり、常用量投与でも長期連用で発症する例がある。また、ミオパチー（筋障害）が前景にたち、神経筋障害を生じることも知られている。これは、微小管に関連した軸索輸送の障害が生じる（「横紋筋融解症を引き起こす薬剤」も参照）。
		シクロスポリン	血中トラフレベルが高いと起こりやすいとされるが、治療域内でもコルヒチンや副腎皮質ホルモン製剤などとの併用例で報告されている。強い筋肉痛を伴う。
		イプシロン-アミノカプロン酸	筋肉内 microthrombus（微小血栓）の形成や、アドレナリン上昇による筋虚血、筋乏血障害にて発症するといわれている（虚血・乏血は、局所の貧血で全身性の貧血と区別して用いられる）。
		バソプレシン	過剰な血管収縮およびそれに伴う虚血により生じると考えられる。肝障害例で注意が必要。横紋筋融解症に至る例もある。
		無機ゲルマニウム	生体にとって必須の微量元素であるが、本成分を含む健康食品による中毒が発生している。

次頁へ続く

分類	発症機序	報告のある薬剤の例	特徴など
低カリウム性ミオパチー	何らかの原因により二次性の低カリウム血症が引き起こされ、持続性であるため、筋線維の崩壊や壊死が生じる。	甘草、グリチルリチン酸	偽アルドステロン症に伴うカリウムの喪失による。筋力低下やこむら返りなどのほか、ナトリウムと水分の体内貯留によるむくみ、血圧上昇などを伴うこともある。 以前は、大量摂取により、発症すると考えられていたが、近年では比較的少量の摂取例でも発症した例が報告されている。仁丹の習慣的な使用によって発症した例もある。 甘草を含む漢方薬は多く、グリチルリチン類も多くの薬剤に配合されている。甘味料として用いられることも多いので注意が必要。慢性的な甘草服用者が甘草をやめても2週間程度は11βHSDの抑制効果や電解質異常(低K血症)は続き得るとされているので注意が必要。
		利尿薬	利尿作用に伴う低カリウム血症による。
		アムホテリシンB	腎障害によるカリウムの腎からの喪失によると考えられる。
ステロイドミオパチー	ステロイド筋症は、蛋白異化作用の亢進と同化抑制により、筋萎縮と線維化が起こるとされている。グルココルチコイド受容体の発現量や、グルココルチコイド依存性の転写の亢進は、速筋線維に多く、ステロイド筋萎縮は、速筋線維の萎縮が顕著であるとされている。	トリアムシノロン、ベタメタゾン、デキサメタゾンなど ＊特にフッ素含有ステロイドで起こりやすいとされる。	高用量のグルココルチコイドの投与1～3カ月後に緩徐に発症することが多いとされている。一般に、筋肉の痛みはないことが多いが、しゃがんだ姿勢からの立ち上がりや階段の上り下りが困難になることがある。ステロイド慢性治療における筋力低下の頻度は、2.4～21％との報告がある。飢餓、糖尿病、慢性腎不全などに伴う筋萎縮においても、内因性グルココルチコイドの関与が示唆されている。
炎症性ミオパチー	薬剤に対するアレルギー反応(血管炎)の結果、多発筋炎様のミオパチーを生じる。	プロカインアミド、オーラノフィン、ペニシラミン、リファンピシン、シメチジンなど	原因薬剤を中止すると、速やかに改善する例が多い。

分類	発症機序	報告のある薬剤の例	特徴など
悪性高熱性ミオパチー	骨格筋細胞中の筋小胞体(SR)上にある，リアノジン受容体1型(RyR1)の変異により引き起こされることが多い。カルシウムイオンが過剰に放出と再吸収の抑制などで高度の筋収縮と発熱を生じる。	Succinylcholine（国内未発売），ハロタン	
その他	機序不明ながら，次の薬剤でも報告がある（いずれも海外） イソニアジド／ジドブジン／ジルチアゼム／オメプラゾール／ニコチン酸など		

(上田慶三 監, 日本薬剤師会 編著：高齢者ケア薬剤管理マニュアル ADL と薬剤, 薬事日報社, 1999. を参考に作成)

メモ

事例 **28** 片方が先になくなると思われる点眼剤併用の処方

処方内容

カリーユニ点眼液0.005%	1瓶
1日3回　　両目	
クラビット点眼液1.5%	5mL
1日3回　　右目	
キサラタン点眼液0.005%	2.5mL
1日1回夜　両目　（洗顔後眼周囲洗浄）	

患者情報

- 55歳, 女性
- 右目の違和感で受診したら, 白内障と緑内障の初期であることを指摘される.

ある日, 薬局店頭で…

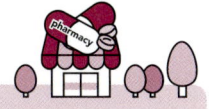

薬剤師：こんにちは。今回眼科を受診されたのは初めてですね。
〈キサラタンの使用に関してなど一通りの指導を行ったのち〉
何かご質問はありますか？

患者：このお薬は何日分ですか？　1日3回両目に点眼する薬と右目にだけ点眼する薬では, 先に両目の薬がなくなりませんか？　そうなったら右目の薬だけを使っておけばいいんですかね？

さあ, このケースで, あなたなら **どうする??**

現場の Question

:: 処方された薬剤に明らかに過不足が出る可能性のある場合，疑義照会するべき？
:: 点眼剤1本って何日分？

◯ 考え方のPoint

　本例の場合，一番のポイントは初診であるということである。

　この患者は，薬を使い切ってしまった時のことを心配している。一見，処方せんの内容は患者の指摘通り，分量がアンバランスであるが，医師が初診で，初めての患者に使用する薬を多く処方することはまれである。

　眼科医に実情を尋ねたところ，症状にもよるが，結膜炎に対してクラビット点眼液を処方する場合は1週間後くらいに再診，また，キサラタン点眼液の効果を確認する場合は2週間後くらいに再診するとのことであった。

　患者に次回の再診予定を確認し，指示されていなければ，疑義照会で再診日を確認するとよいだろう。この時，再診日まで使用できる点眼剤の量が処方されているか判断するために，客観的データが必要となる。

◯ こんなときは――

提案1　点眼剤が使用できる日数の目安も把握しておく

　調剤時には，処方された薬が何日使用できるかをチェックし，それがその状況において妥当であるか考える。一般に点眼剤の1滴は40〜50μLとされている。結膜嚢の容積は30μLで，もともとそこに涙液が7μL入っているので，1回の点眼量は1滴で十分である。

　本例の場合，手元にある点眼剤で確認したところ，カリーユニ点眼液は1本107滴。1日に両目3回なので17.8日分。クラビット点眼液は1本120滴。1日に右目3回なので40日分。キサラタン点眼液は1本80滴。1日に両目1回なので40日分となる。

　また，添付文書中の用法・用量はクラビット点眼液とキサラタン点眼液は1回1滴，カリーユニ点眼液は1回1〜2滴と記載されている。2滴では使用可能日数が半分になる。しかし，実際には結膜嚢洗浄などを期待した処方でなければ，1回1滴で十分であることを患者に伝えたい。

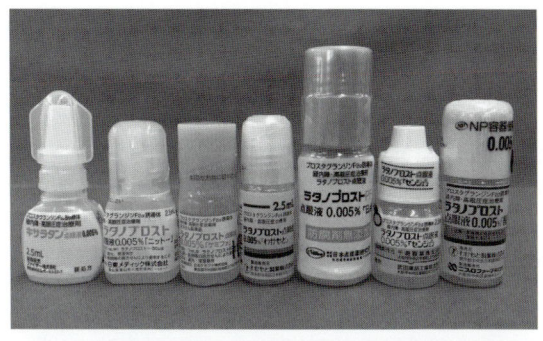

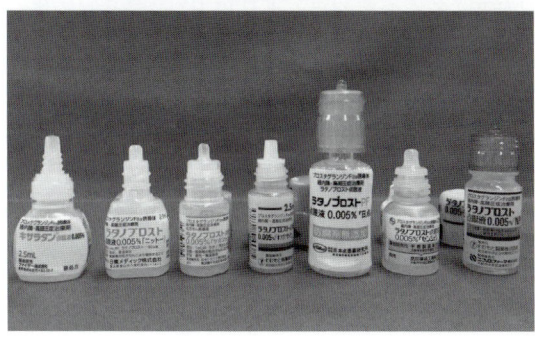

さらに点眼剤の場合，点眼液の1滴の適量を決める因子は，主に薬液の表面張力と粘度である。点眼する時に液は表面張力で点眼瓶の先端にぶら下がった状態になる。その先端の繋がっている部分の面積は，垂直か斜めかでは変化するため，1滴量に違いが出てくる。そして，表面張力の大きい薬剤は，斜めにした時に繋がった部分の面積が小さくなり，重さに耐えられず滴下されるので1適量は少なくなり（滴下数が増える），逆に，表面張力が小さい薬剤は，繋がった部分の面積が垂直より大きくなり，1滴量が多くなる（滴下数が減る）。

　店頭では患者から点眼できる回数について，さまざまなかたちで質問が寄せられるが，このような仕組みを知っておくと，服薬指導の時に回答の幅が広がるといえる。

提案2 患者の管理状況に応じた対応を

　外用剤は使用量や容器の特徴により，内用剤のように明確に何日分と判断するのが難しいことが少なくない。白内障や緑内障で症状が安定している場合

は，患者へのインタビューからその使用量を知ることができるので，薬剤の過不足の情報を医師にフィードバックして，処方量を変更してもらうべきである。

その際に注意することは，高齢の患者のなかには「医師の処方だから」と残薬について話したがらなかったり，無理やり点眼剤を使い切ったりしようとする患者がいることである。逆に，使用している薬剤をきちんと管理している患者であれば，医師に相談して必要分だけ処方してもらっている。

また，注意が必要なのが保存方法と開封後の使用状況である。薬歴から開封後長期の医薬品使用（多くの薬剤は1カ月以上）が疑われる場合は，古い薬剤は余っていても破棄することを，また，指示された用法と照らし合わせて，コンプライアンスに問題があると考えられる場合には，点眼の重要性について指導するよう心がけたい。

> 押さえておこう

処方内容を考え，使用薬剤量に関する不安を与えない服薬指導を

たとえば，こんな 服薬指導

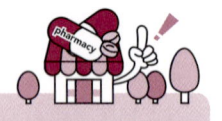

薬剤師：確かにおっしゃるとおりで，全部使い切るならば処方量のバランスが悪いですね。本日の処方量は点眼剤の最小量になっています。薬の効き方を確認するために，一般に最初から長期で使用するようには処方されません。
次回はいつ受診するように指示がありましたか？

患者：確か1週間後くらいです。

薬剤師：このお薬は1回1滴で効きますから，両目に3回使用しても2週間以上使用できる量が入っています。もしかすると最初は点眼に失敗するかもしれませんが，次回受診まで十分な量は入っています。目には1滴の半分くらいしか入りませんから，うまく入っても多少あふれます。目からあふれても心配しないでくださいね。

事例 28

店頭で便利なツール

主な点眼剤の滴数

薬効群	成分名	商品名	mL数	メーカー名	個数	滴数
アレルギー性疾患治療薬	エピナスチン塩酸塩	アレジオン点眼液0.05%	5mL	参天製薬／日本ベーリンガー	3	112
アレルギー性疾患治療薬	トラニラスト	リザベン点眼液0.5%	5mL	キッセイ薬品工業	1	127
アレルギー性疾患治療薬	レボカバスチン塩酸塩	レボカバスチン塩酸塩0.025%「TOA」	5mL	日東メディック／東亜薬品	1	116
交感神経遮断薬（$α_2$受容体作動薬）	ブリモニジン酒石酸塩	アイファガン点眼液0.1%	5mL	千寿製薬／武田薬品	2	116
交感神経遮断薬（β遮断薬）	カルテオロール	カルテオロール塩酸塩点眼液1%「わかもと」	5mL	わかもと製薬	1	142
交感神経遮断薬（β遮断薬）	カルテオロール	ミケランLA点眼液2%	2.5mL	大塚製薬	1	80
交感神経遮断薬（β遮断薬）	チモロールマレイン酸塩	リズモン点眼液0.5%	5mL	わかもと製薬	1	131
合成抗菌薬	オフロキサシン	オフロキサシンゲル化点眼液0.3%「わかもと」	5mL	わかもと製薬	1	84
合成抗菌薬	ノルフロキサシン	ノキサシン点眼液0.3%	5mL	わかもと製薬	1	105
合成抗菌薬	レボフロキサシン水和物	クラビット点眼液1.5%	5mL	参天製薬	1	120
合成抗菌薬	レボフロキサシン水和物	レボフロキサシン点眼液0.5%「わかもと」	5mL	わかもと製薬	1	100
合成抗菌薬	レボフロキサシン水和物	レボフロキサシン点眼液0.5%「TOA」	5mL	日東メディック／東亜薬品	2	105／103
合成抗菌薬	レボフロキサシン水和物	レボフロキサシン点眼液0.5%「日医工」	5mL	日医工	1	126
合成抗菌薬	レボフロキサシン水和物	オフロキシン点眼液0.3%	5mL	日東メディック／東亜薬品	2	119
合成抗菌薬	レボフロキサシン水和物	レボフロキサシン点眼液0.5%「ファイザー」	5mL	ファイザー	1	116
合成抗菌薬	レボフロキサシン水和物	レボフロキサシン点眼液1.5%「KOG」	5mL	興和	1	109
合成抗菌薬	レボフロキサシン水和物	レボフロキサシン点眼液1.5%「杏林」	5mL	日東メディック／キョーリンリメディオ	1	106

次頁へ続く

薬効群	成分名	商品名	mL数	メーカー名	個数	滴数
合成抗菌薬	レボフロキサシン水和物	レボフロキサシン点眼液1.5%「ファイザー」	5mL	ファイザー	1	106
抗生物質	ゲンタマイシン硫酸塩	リフタマイシン点眼液0.3%	5mL	わかもと製薬	1	163
散瞳薬	トロピカミド	ミドリンM点眼液0.4%	5mL	参天製薬	1	131
散瞳薬	トロピカミド・フェニレフリン塩酸塩	オフミック点眼液	5mL	わかもと製薬	1	164
白内障治療薬	ピレノキシン	カリーユニ点眼液0.005%	5mL	参天製薬	1	107
非ステロイド性抗炎症薬	ブロムフェナク	ニフラン点眼液0.1%	5mL	千寿製薬／武田薬品	1	169
ビタミン製剤（合剤）	フラビンアデニンジヌクレオチドナトリウム・コンドロイチン硫酸エステルナトリウム	ムコファジン点眼液	5mL	わかもと製薬	1	109
副腎皮質ホルモン製剤	フルオロメトロン	フルオロメトロン0.02%点眼液T	5mL	日東メディック	1	139
緑内障治療薬	ビマトプロスト	ルミガン点眼液0.03%	2.5mL	千寿製薬／武田薬品	1	83
緑内障治療薬	ラタノプロスト	キサラタン点眼液0.005%	2.5mL	ファイザー	1	84
緑内障治療薬	ラタノプロスト	ラタノプロスト点眼液0.005%「ケミファ」	2.5mL	日本ケミファ	1	75
緑内障治療薬	ラタノプロスト	ラタノプロスト点眼液0.005%「NP」	2.5mL	わかもと製薬／ニプロファーマ	1	80
緑内障治療薬	ラタノプロスト	ラタノプロストPF点眼液0.005%「日点」	2.5mL	日本点眼薬研究所	1	64
緑内障治療薬	ラタノプロスト	ラタノプロスト点眼液0.005%「わかもと」	2.5mL	わかもと製薬	1	83
緑内障治療薬	ラタノプロスト	ラタノプロスト点眼液0.005%「センジュ」	2.5mL	千寿製薬／武田薬品	1	98
緑内障治療薬	ラタノプロスト	ラタノプロスト点眼液0.005%「ニットー」	2.5mL	日東メディック	1	77
炭酸脱水酵素阻害薬・β遮断薬配合剤	ドルゾラミド塩酸塩・チモロールマレイン酸塩	コソプト配合点眼液	5mL	参天製薬／MSD	1	140
非ステロイド性抗炎症薬	ネパフェナク	ネバナック懸濁性点眼液0.1%	5mL	日本アルコン	1	130

事例 28

薬効群	成分名	商品名	mL数	メーカー名	個数	滴数
非ステロイド性抗炎症薬	プラノプロフェン	プラノプロフェン点眼液0.1%「わかもと」	5mL	わかもと製薬	1	134
非ステロイド性抗炎症薬	ブロムフェナクナトリウム水和物	ブロナック点眼液0.1%	5mL	千寿製薬/武田薬品	1	157
副腎皮質ホルモン製剤	デキサメタゾンメタスルホ安息香酸エステルナトリウム	D・E・X0.05%点眼液T	5mL	日東メディック	2	136
副腎皮質ホルモン製剤	デキサメタゾンメタスルホ安息香酸エステルナトリウム	D・E・X0.1%点眼液T	5mL	日東メディック	2	134
副腎皮質ホルモン製剤	デキサメタゾンメタスルホ安息香酸エステルナトリウム	D・E・X0.02%点眼液T	5mL	日東メディック	2	132
副腎皮質ホルモン製剤	デキサメタゾンメタスルホ安息香酸エステルナトリウム	サンテゾーン点眼液(0.1%)	5mL	参天製薬	1	122
副腎皮質ホルモン製剤	フルオロメトロン	フルオロメトロン0.1%点眼液T	5mL	日東メディック	1	127
副腎皮質ホルモン製剤	フルオロメトロン	フルメトロン点眼液0.1%	5mL	参天製薬	1	123
流涙症治療薬	オキシブプロカイン塩酸塩	ラクリミン点眼液0.05%	5mL	参天製薬	1	162
その他	ヒアルロン酸ナトリウム	ヒアルロン酸Na点眼液0.1%「ファイザー」	5mL	ファイザー	1	110
その他	ヒアルロン酸ナトリウム	ヒアルロン酸ナトリウムPF点眼液0.1%「日点」	5mL	日本点眼薬研究所	1	105
その他	ヒアルロン酸ナトリウム	ヒアロンサン点眼液0.1%	5mL	日東メディック/東亜薬品	2	104
その他	ヒアルロン酸ナトリウム	ヒアルロン酸Na点眼液0.3%「ファイザー」	5mL	ファイザー	1	102
その他	ヒアルロン酸ナトリウム	ヒアレイン点眼液0.1%	5mL	参天製薬	1	114

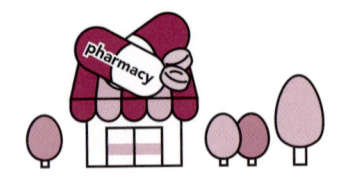

事例 29 十分な知識のない新薬の処方

処方内容

```
メトトレキサート錠2mg 「タナベ」         2錠
    1日2回 朝夕食後
    8, 15, 22, 29日 日曜日    4日分
フォリアミン5mg                           1錠
    1日1回 朝食後 4日分
    10, 17, 24, 31日 火曜日
ベルソムラ錠20mg                          1錠
    1日1回 就寝前 14日分
```

患者情報

- 63歳, 女性
- 関節リウマチで治療中。当薬局には2014年10月から来局。
- 今まで睡眠薬は飲んでいなかった。今回初めてベルソムラが処方された。

ある日, 薬局店頭で…

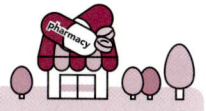

薬剤師: 本日お持ちいただいた処方せんのなかのベルソムラですが, 現在うちの薬局には在庫がありません。至急取り寄せますが, あと1時間ほどかかりそうなのです。

患者: あら, 近所だから後で取りに来るけれど, 何時ごろならいいかしら？

薬剤師: そうですね。またお待たせすると申し訳ないので, 2時間後では大丈夫ですか？

患者: じゃあ, 夕方また来ます。

さあ, このケースで, あなたなら どうする？？

現場の Question

:・処方された薬の情報が少ないときの対応は？

○ 考え方のPoint

「日本全国，どこの処方せんでもお受けします」——そんな掲示を薬局で見かけることも多い。医薬分業のもとでは，患者の選択により患者が希望する保険薬局に処方せんを持参すればよい。薬局からすれば，在庫の有無に関係なく，あまり知らない薬が記載されている処方せんが舞い込む。しかし，これが国民にとって医薬分業の最大のメリットである。医師はその患者に必要と思われる薬を，在庫にかかわらず処方せんに書ける。医薬分業により医師の処方権が守られているのである。

在庫がない場合は，近隣の薬局同士で融通し合ったり，卸から急配というかたちで届けられたりと，薬を用意できる環境はある程度整っている。患者のほうも，新しい薬の場合は在庫がないこともあると認識している人も多く，再来局など柔軟に対応してくれる場合が多い。

しかし，問題は薬の情報である。類似薬がある場合は同種同効薬の全体像を把握できているため，戸惑うことは少ないが，全くの新薬の場合は，勉強会に出席するなど積極的に情報入手に努めていなければ，その薬の全体像を把握できていないまま処方せんを受け取ることになる。そのような場合であっても，薬剤情報提供書の情報のみで患者に対応し，よく知らないままに薬を患者に渡すようなことがあってはならない。

○ こんなときは──

提案 添付文書，適正使用情報，RMPを確認

新薬に関する情報は，薬を準備している間にとりあえず「添付文書」と「適正使用情報」，「医薬品リスク管理計画（RMP）」をざっと見て対応できるようにする。そこから見えてくるベルソムラ（スボレキサント）のポイントを表に挙げる。

同剤は，従来のベンジアゼピン系・非ベンソジアゼピン系の薬とは全く異なるオレキシン受容体拮抗薬である。スボレキサントは，目が覚めているときの状態を維持する神経伝達物質オレキシンの働きを抑え，眠りを促そうとする薬

である。ベンゾジアゼピン受容体作動薬が，抑制的に働く神経系を増強させることで眠気に誘うのに対して，スボレキサントは起きている状態を保とうとする神経系を抑えることで眠気をもたらす。

　表をみると，頻度の差はあるが従来の睡眠薬と同様の注意が必要な項目と，スボレキサント独自に気をつけなければならない項目があることがわかる。これらの情報をもとに患者対応を行うわけだが，次回患者が来局するまでには，オレキシン受容体とは何か，また，その受容体は生体のどこに分布し，それを刺激したり阻害することで生体にどのような影響があるのかを理解するよう，努力すべきである。

> 押さえておこう

新薬の処方せんを受けたら各種情報源で最低限のポイント理解を

表　スボレキサントのポイント

○効能・効果：不眠症
○用法・用量：1日1回20mg　高齢者　1日1回15mg
○食事中・食直後の服用は作用が減弱する可能性
○重要な特定されたリスク
・自動車運転など危険を伴う機械の操作への影響（服用翌日も）
○重要な潜在的リスク
・高齢者への投与
・ナルコレプシー様症状（カタプレキシー，入眠時幻覚，睡眠時麻痺など）
・睡眠時随伴症・夢遊症
・自殺念慮・自殺行動
・依存性
・摂食行動に対する影響
・CYP3Aを阻害する薬剤との相互作用
・他の不眠症治療薬との併用
・呼吸機能障害患者への投与

たとえば，こんな 服薬指導

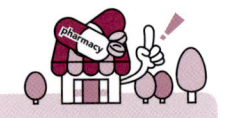

薬剤師：今回は新しい睡眠薬が処方されたんですね。すぐに用意できなくてすみませんでした。

患者：そうなの。睡眠薬は怖いから飲まないほうがいいと思っていたんだけど，この間，新聞で見たら依存性がないということだったので，先生にお願いしてみたの。

薬剤師：確かに，この薬は依存性が低いといわれていますが，全くないわけではありません。ほかの睡眠薬でも今は依存性が低いものが多いので，眠れなくてつらい思いをされるのなら，睡眠薬を利用して睡眠のリズムを整えたほうがいいですよ。よく眠れるといいですね。ところで，車の運転はなさいますか？

患者：しません。

薬剤師：それから，昼間に突然眠り込んだりすることがありますか？

患者：夜眠れないから，昼間に居眠りすることはあるけど…。

薬剤師：ほかのお薬や健康食品など併用しているものはありますか？

患者：いいえ，特に今使用しているものはありません。

薬剤師：グレープフルーツや文旦などは，お召し上がりにならないでくださいね。

患者：嫌いなので，大丈夫です。

解説 　**医薬品リスク管理計画（RMP：Risk Management Plan）**

・RMPとは

　一つひとつの医薬品について，その安全性を確保することを目的に，各種調査や試験，情報収集，医療関係者への追加の情報提供といったリスク低減のための計画や取り組みを，一つの文書にわかりやすくまとめたものをいう。これによって，開発段階から承認審査を経て市販後に至るまで一貫したリスク管理ができるようになるだけでなく，その情報が公表されることによって医療関係者もリスク管理の内容を共有でき，市販後の安全対策のさらなる充実強化が図られるものと期待されている。

　2013年4月1日以降，新たに製造販売承認申請される新医薬品とバイオ後続品から，このRMPの策定が求められており，RMPの策定と実施は製造販売業者が守るべき市販後安全管理基準のなかにも位置づけられている。

・RMPの3つの要素

　RMPは①安全性検討事項，②医薬品安全性監視計画，③リスク最小化計画——という3つの要素からなる。得られた知見をもとに「安全性検討事項」が特定されると，それぞれの安全性検討事項について「医薬品安全性監視計画」や「リスク最小化計画」が策定され，必要に応じて有効性に関する調査・試験の計画作成が求められることになる。

　なお，RMPは一度策定すれば終わりというものではない。市販後に得られた新たな安全性・有効性の情報に基づいて見直しが行われることもあり，医薬品の一生にわたって計画の策定，実施，評価，見直しが継続して行われていくことになる。

①**安全性検討事項**

　開発段階で得られた情報や市販後の副作用報告などから明らかとなったリスクのうち，医薬品のベネフィット・リスクバランスに影響を及ぼしうるもの，または保健衛生上の危害の発生・拡大のおそれがあるものについて，次頁の表に示す3つのリスク・情報を特定することが求められる。今後，新しい薬剤が上市されたときには，添付文書はもちろん，RMPのなかの重要な特定されたリスクや潜在的なリスクなども確認し，情報収集を行い，患者への対応時に役立てることが大切である。

②**医薬品安全性監視計画**

　①で特定された安全性検討事項を踏まえて，情報を収集するために市販後に実施される調査・試験の計画のことで，次の2つに分けられる。

【通常の医薬品監視活動】

　市販後の副作用症例や文献情報等の収集など

【追加の医薬品監視活動】

　新医薬品における市販直後調査，再審査・再評価のための使用成績調査，製造販

> ベネフィット・リスクバランスに影響を及ぼしうる,又は保健衛生上の危害の発生・拡大の恐れがあるような重要なものについて3つのリスク・情報を特定
>
> ◆**重要な特定されたリスク**
> 　すでに医薬品との関連性がわかっているリスク,例えば,
> 　✓ 臨床試験において本剤群で有意に発現している副作用
> 　✓ 多くの自発報告があり,時間的関連性等から因果関係が示唆される副作用
>
> ◆**重要な潜在的リスク**
> 　関連性が疑われるが十分確認されていないリスク,例えば,
> 　✓ 薬理作用等から予測されるが,臨床的には確認されていない副作用
> 　✓ 同種同効薬で認められている副作用
>
> ◆**重要な不足情報**
> 　安全性を予測するうえで十分な情報が得られてないリスク,例えば,
> 　✓ 治験対象から除外されているが実地医療では高頻度で使用が想定される患者集団(高齢者,腎機能障害患者,肝機能障害患者,妊婦,小児など)における安全性情報

〔医薬品・医療機器安全性情報 No.300(2013年3月)より引用〕

売後臨床試験など

③リスク最小化計画

　開発段階で得られた情報や市販後の副作用報告などから明らかとなったリスクを最小に抑えるための安全対策の計画のこと。「使用上の注意」としての添付文書への記載,患者向け医薬品ガイドの作成といった「通常のリスク最小化活動」のほか,医薬品によっては,市販直後調査による医療関係者への注意喚起,適正使用のための資材の配布などの「追加のリスク最小化活動」が行われることもある。

事例 30 子どもにインフルエンザ脳症と思われる症状

処方内容

```
ムコダイン                                    3錠
    1日3回  6時間毎服用  5日分
カロナール錠200                                1錠
    発熱時  9回分
イナビル吸入粉末剤20mg                        1キット
    単回吸入
```

患者情報

- 9歳，男児
- 日中にインフルエンザのため受診。39℃の発熱。イナビルを薬局で吸入して帰宅。

ある日，**薬局店頭**で… 〈その夜，閉店後に母親から電話〉

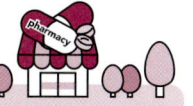

患者：子どもの様子がおかしくて…。どうしたらいいかわからなくて…。

薬剤師：具体的には，どんな様子ですか？

患者：うまく言えないのですが，とにかく変なんです。何かにおびえているような，私（母親）が誰かもわかっていないような…。

薬剤師：その状態に気づいて，どのくらいたちましたか？ 熱はありますか？ 痙攣を起こしたりしていませんか？ お子さんの名前を呼ぶと，ちゃんと反応しますか？ 目を開けていますか？

患者：20分くらい前からかしら。でも，もっと長いような気もするし…。名前を呼ぶと目は開くのですが，ぼんやりした感じで，目の焦点も定まらないみたいで…。熱は今はないと思います。痙攣は起こしていません。

薬剤師：お母さまのことがわからない，ぼんやりして目の焦点が合わない…。至急，医師の診察を受けてください。場合によっては救急車を呼ばれてもいいと思います。今，私にお話ししてくださったことを，医師や救急隊員に伝えてください。それと，しばらくはお子さんから目を離さないで，誰かがそばについているようにしてくださいね。お薬手帳や保険証も持って行ってください。

さあ，このケースで，あなたならどうする？？

現場のQuestion

:・インフルエンザ脳症の初期症状を見逃さないため，チェックすべき項目は？

○ 考え方のPoint

　24時間対応の薬局。開局時間以外も電話で薬の質問を受け付けると，そこに寄せられるのは，決して薬に関することだけではない。しかし，「薬のことではないので答えられません」というわけにもいかない。ある程度の参考意見を言えるようにしておくことが大切である。

　インフルエンザが流行する季節には，その対応にあたってインフルエンザ脳症について知っておくことはとても重要である。インフルエンザ脳症の初期段階でみられる神経症状としては，①意識障害，②痙攣，③異常言動・行動——の3つが挙げられる。

○ こんなときは——

提案1　呼びかけてもらい意識障害の有無を確認

　インフルエンザ脳症の初期症状のなかで最も重要とされているのが意識障害で，その有無や程度を知るためには，「呼びかけて（刺激を与えて）反応をみる」という方法がある。「お子さんの名前を呼んでみてください」，「すぐに目を覚ましますか」，「自分が誰か，ここがどこかなど，わかっているようですか」，「目の焦点は合っていますか」などの質問をするとよいといわれている。
・呼びかけを繰り返すと辛うじて目を開くが，刺激をやめると眠り込んでしまう
・開眼しても目の焦点が合わない
・痛み刺激を与えても反応が乏しい，まったく反応しない
といった場合は，救急車を呼ぶなどして，至急，医療機関を受診する必要があるといわれている。
　なお，
・呼びかけに反応して目を開けても，ボーッとしている
・自分の名前がわからない
・ここがどこかわからない
といったときなどは，意識障害が起こっていると考えたほうがよい。また，熱

性痙攣の予防のためにジアゼパムの坐剤を使っているお子さんでは，その鎮静作用によってウトウトしたり，ぼんやりしたりすることもある。この場合は意識障害との区別が難しくなるが，念のため受診を勧めたほうが安心である。危険な状態を見逃さないことが大切で，基本的に「オーバートリアージは大丈夫」と考えて対応すべきである。

提案2 痙攣と熱性痙攣を見極める

　痙攣がある場合は，熱性痙攣との見極めが必要となる。その際のポイントとなるのが，痙攣の継続した時間。熱性痙攣の場合は，5分以内（平均2〜3分だが，実際より長く感じることが多い）に治まることが多いと言われている。痙攣の継続時間が長い場合や，痙攣後に意識がなかなか戻らない場合などは，受診が必要である。「痙攣は何分くらい続きましたか」，「痙攣の後で意識ははっきりしていますか」といった言葉で確認するとよいと言われている。

提案3 異常言動・異常行動の有無を確認

　インフルエンザ罹患時や抗インフルエンザウイルス薬使用時に，異常言動・異常行動が問題になることも少なくなく，表1に示すようにさまざまな言動・行動が報告されている。「いつもと様子が違う点はありませんか」，「何か変と感じることはありませんか」と確認することも大切である。いつもそばにいる家族の「いつもと何か違う」という感覚が，重大な疾患の発見にもつながることもある。「いつもと違う」といった訴えを軽視しないように慎重に対応する姿勢が必要である。

　なお，セフカペン ピボキシル塩酸塩やセフジトレン ピボキシルなど，ピボキシル基をもつ抗生物質の服用により，重篤な低カルニチン血症・低血糖を生じた例が報告されているが，インフルエンザ脳症の患者でカルニチンの血中濃度が低いことが知られている。また，インフルエンザ脳症の患者の約3割は亜鉛の血中濃度が低いとのデータもある。

　カルニチンや亜鉛の摂取がインフルエンザ脳症の予防につながるかは不明であるが，少しでもリスクを回避できるかもしれないことは，積極的に試みるべきである。表2，3にカルニチンおよび亜鉛を含む食品を挙げる。

> 押さえておこう

インフルエンザ脳症の初期症状は,意識障害,痙攣,異常言動・行動

表1 インフルエンザに伴う異常言動・行動の例

A	事故につながったり,他人に危害を与えたりする可能性がある異常な行動	自分が知らないうちに,靴を履いて外に出ていた／高いところから飛び降りようとした／夜間に母親を包丁を持って襲おうとした など
B	幻視・幻覚・感覚の混乱	ついてないテレビを見て「猫が来る」／いるはずのない家族や親戚,友人,知人などがいると言う／目の前にあるものが見えない様子／よく知っている人を間違える／身体の感覚が正しく認識できない／自分のいる状況が把握できない など
C	うわごと・歌を唄う・無意味な動き	状況に全くそぐわない言葉を言う／普段と違う不自然な話し方をする／話す内容がばらばらで,筋道が通った話や会話ができない／話そうとするが言葉が出ない／大声で叫ぶ,奇声を上げる／突然歌を唄う,おかしな歌の唄い方をする／無意味な動きをする など
D	おびえ・恐怖・怒る・泣き出す・笑う。無表情・無反応	理由もなくおびえる／何でもないものにおびえる／異常にこわがる／理由もなく泣く,泣き叫ぶ,泣きわめく／理由もなく怒る,暴れる／理由もなく笑う,ニヤリと笑う,高笑い／無表情,無反応 など
E	何でも口に入れてしまう	自分の指を「ハムだ」と言いかじる／点滴の添え木をしゃぶる など

(厚生労働省インフルエンザ脳症研究班:インフルエンザ脳症ガイドライン【改訂版】,2009より)

表2 カルニチンを含む食品の例

食品名	目安となる量	カルニチン(mg)
調理したビーフステーキ	4オンス(約113g)	56〜162
調理した牛のひき肉	4オンス(約113g)	87〜99
全乳	1カップ(240mL)	8
調理したタラ	4オンス(約113g)	4〜7
調理した鶏の胸肉	4オンス(約113g)	3〜5
アイスクリーム	1/2カップ(120mL)	3
チェダーチーズ	2オンス(約57g)	2
全粒小麦粉のパン	2切れ	0.2
調理したアスパラガス	1/2カップ(120mL)	0.1

1オンスは約28g,1カップは240mL
〔厚生労働省「統合医療」情報発信サイト(http://www.ejim.ncgg.go.jp/pro/overseas/c03/02.html)より〕

表3 亜鉛を多く含む食品の例

食品名	可食部100g中の亜鉛(mg)	目安となる量	亜鉛(mg)
あわび(水煮缶詰)	10.4	1缶(約90g)	9.4
たらばがに(水煮缶詰)	6.3	1缶(約100g)	6.3
毛がに(ゆで)	3.8	1杯(約164g)	6.2
いか・するめ	5.4	1枚(約75g)	4.1
うなぎ(かば焼き)	2.7	1串(約100g)	2.7
ローストビーフ	4.1	1枚(約60g)	2.5
辛子明太子	2.7	1腹(約50g)	1.4
かき(養殖,生)	13.2	1個(約10g)	1.3
凍り豆腐	5.2	1個(約20g)	1.0
湯葉(干し)	5.0	1枚(約15g)	0.8
アーモンド(フライ,味付け)	4.4	10粒(約15g)	0.7
鶏卵(鶏卵,生)	4.2	1個分(約16g)	0.7
糸引き納豆	1.9	1食分(約30g)	0.6
ココア(ピュアココア)	7.0	大さじ1杯(約6g)	0.4
ナチュラルチーズ・パルメザン	7.3	大さじ1杯(約6g)	0.4

「日本人の食事摂取基準2015年版」より
【亜鉛の推奨量】男性15〜69歳:10mg／日,女性15〜69歳:8mg／日
【亜鉛の耐容上限量】男性18〜69歳:40〜45mg／日,女性18〜69歳:35mg／日
〔グリコ栄養成分ナビゲーター(http://www.glico.co.jp/navi/)を参考に作成〕

処方せん・店頭会話からの
薬剤師の臨床判断

定価　本体 2,400 円（税別）

平成 27 年 3 月 31 日　発　行

著　者　　堀　美智子
　　　　　ほり　みちこ

発行人　　武田　正一郎

発行所　　株式会社　じほう
　　　　　　101-8421　東京都千代田区猿楽町 1-5-15（猿楽町 SS ビル）
　　　　　　電話　編集　03-3233-6361　販売　03-3233-6333
　　　　　　振替　00190-0-900481
　　　　　＜大阪支局＞
　　　　　　541-0044　大阪市中央区伏見町 2-1-1（三井住友銀行高麗橋ビル）
　　　　　　電話　06-6231-7061

©2015　　　　組版　クニメディア（株）　　印刷　（株）日本制作センター
Printed in Japan

本書の複写にかかる複製，上映，譲渡，公衆送信（送信可能化を含む）の各権利は
株式会社じほうが管理の委託を受けています。

JCOPY ＜(社)出版者著作権管理機構　委託出版物＞
本書の無断複写は著作権法上での例外を除き禁じられています。
複写される場合は，そのつど事前に，(社)出版者著作権管理機構（電話 03-3513-6969，
FAX 03-3513-6979，e-mail：info@jcopy.or.jp）の許諾を得てください。

万一落丁，乱丁の場合は，お取替えいたします。
ISBN 978-4-8407-4711-0

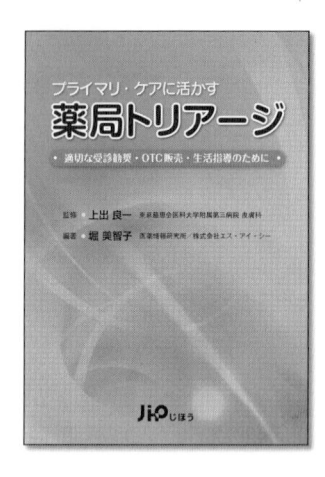

プライマリ・ケアに活かす
薬局トリアージ
適切な受診勧奨・OTC販売・生活指導のために

監修：上出 良一　編集：堀 美智子
定価（本体3,000円+税）／A5判／330頁／2013年3月刊
ISBN：978-4-8407-4429-4

見逃せない症状・迷った時の対応が
イラストでわかる！Q&Aで学べる！

　1章では、患者・来局者の訴えや症状のうち、絶対に見逃してはいけないサインをイラストでわかりやすく紹介。2章では、多くの薬剤師が店頭で抱く疑問に、第一線で活躍する各診療科の医師がQ&A形式で回答・解説しています。
　受診勧奨のタイミングやOTC薬の選び方、日常生活のアドバイスのコツなど、薬局でのトリアージ業務に欠かせないポイントをすべて押さえられる1冊です。

OTC薬ガイドブック
第3版
選ぶポイント すすめるヒント

監修：堀 美智子　　臨床監修：福生 吉裕
編集：医薬情報研究所／（株）エス・アイ・シー
定価（本体4,000円+税）／A5判／950頁／2013年11月刊
ISBN：978-4-8407-4511-6

顧客満足度を上げたいOTC薬販売に携わる
すべての方に大好評！
OTC医薬品の選択と受診勧奨に便利なチャート付！

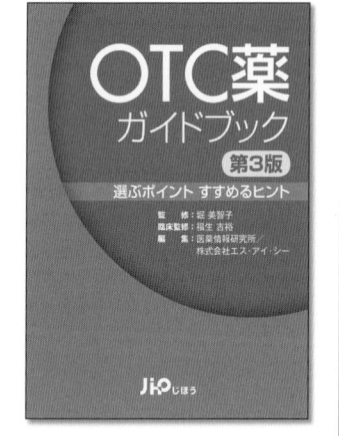

　相談者とのコミュニケーションを通じて、適切なOTC医薬品の選択および受診を勧める判断の助けとなる情報を凝縮した1冊。実際に店頭であった質問とその回答、症状に基づいた製品選択・受診勧奨チャート、OTC薬で用いられる主要成分解説のほか、充実の製品別成分一覧表、主要漢方処方解説など、あらゆる角度からOTC薬を解説。店頭で役立つ1冊です！

株式会社じほう　http://www.jiho.co.jp/
〒101-8421 東京都千代田区猿楽町1-5-15 猿楽町SSビル　TEL.03-3233-6333　FAX.0120-657-769
〒541-0044 大阪市中央区伏見町2-1-1 三井住友銀行高麗橋ビル　TEL.06-6231-7061　FAX.0120-189-015